産後、つらくなったら読む本

バースセラピスト・助産師
やまがた てるえ［著］

ほり みき＝絵

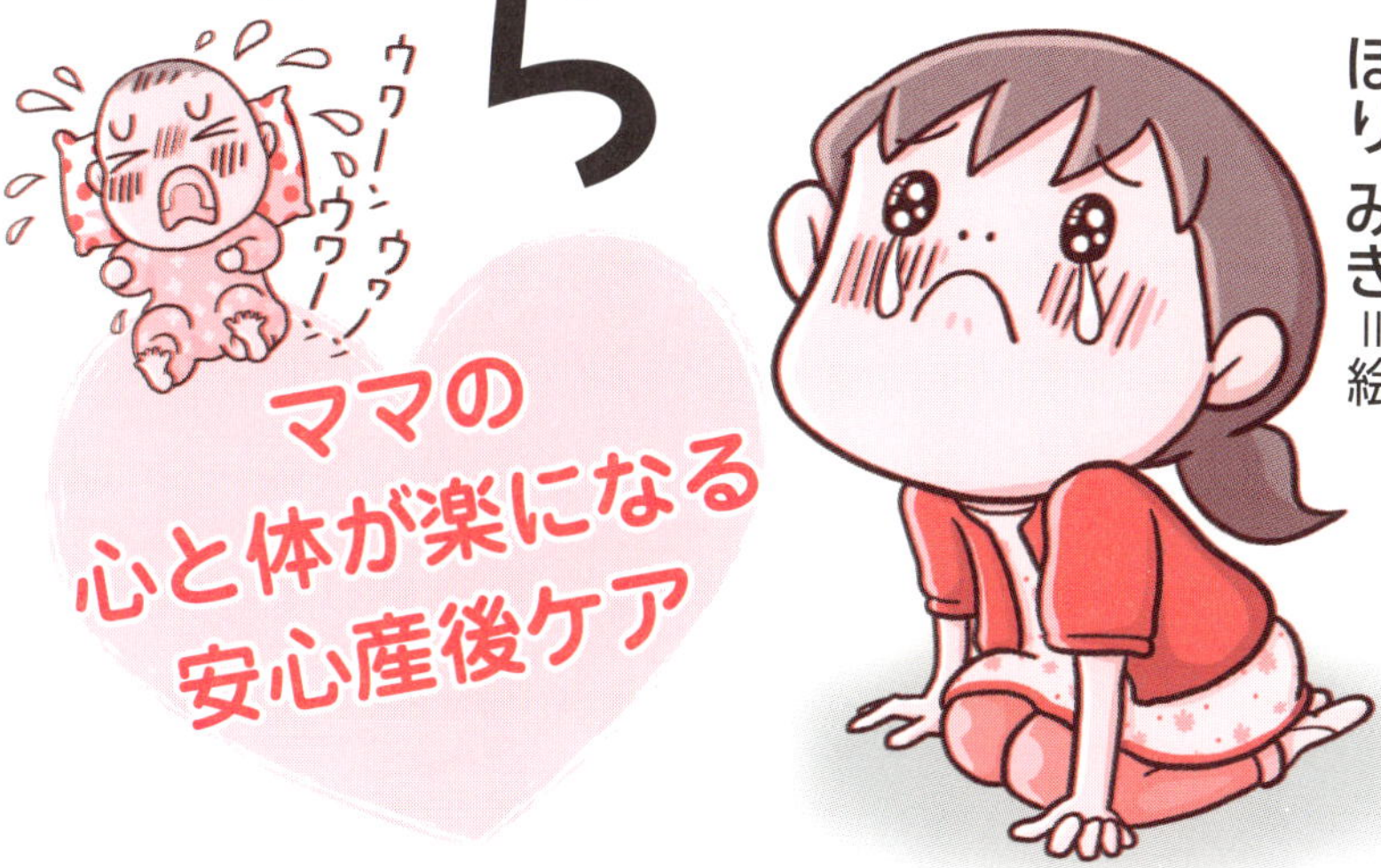

ママの
心と体が楽になる
安心産後ケア

合同出版

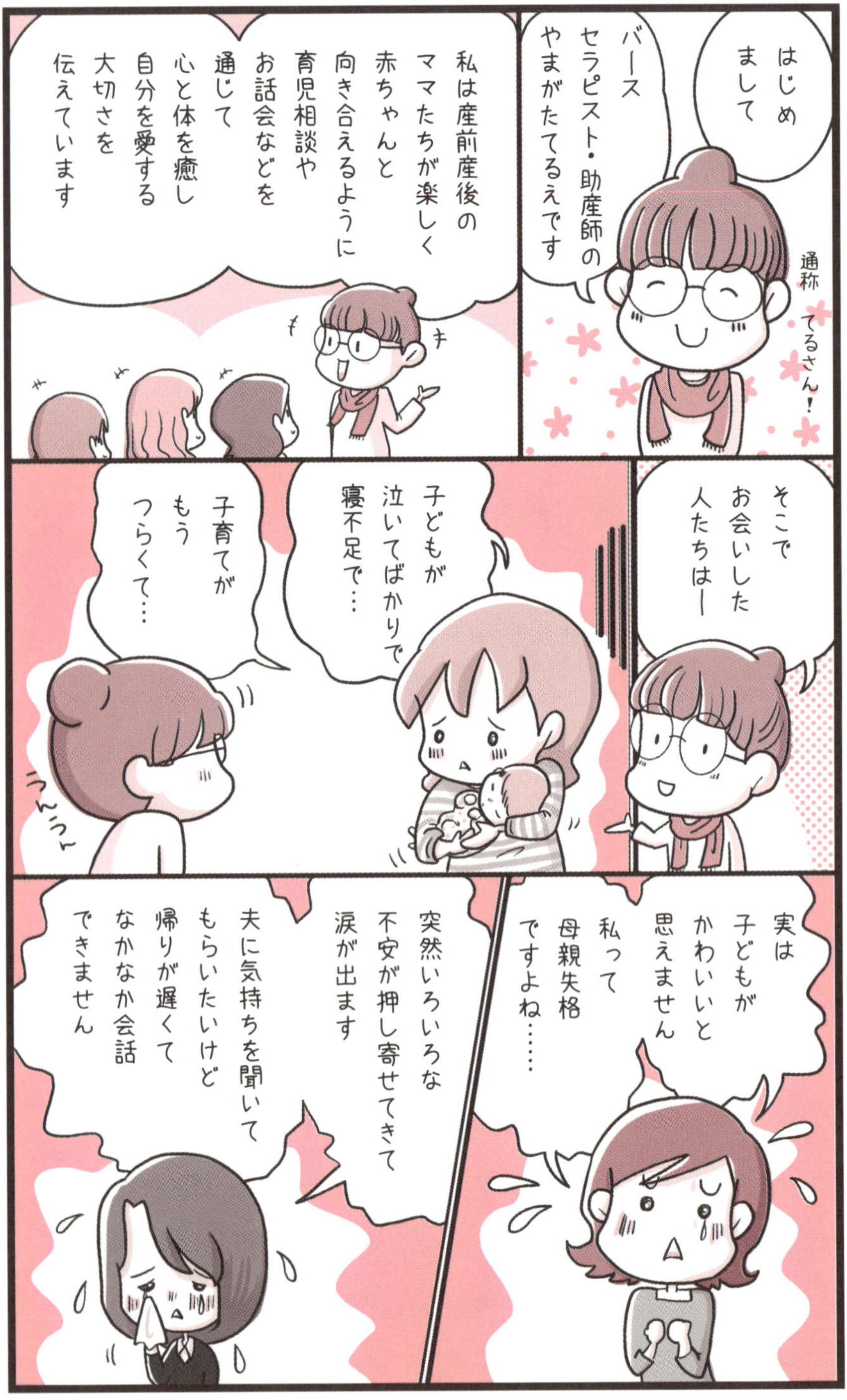
はじめまして
バースセラピスト・助産師のやまがたてるえです
通称てるさん！
私は産前産後のママたちが楽しく赤ちゃんと向き合えるように育児相談やお話会などを通じて心と体を癒し自分を愛する大切さを伝えています
そこでお会いした人たちはー
子どもが泣いてばかりで寝不足で…
子育てがもうつらくて…
うんうん
実は子どもがかわいいと思えません
私って母親失格ですよね……
突然いろいろな不安が押し寄せてきて涙が出ます
夫に気持ちを聞いてもらいたいけど帰りが遅くてなかなか会話できません

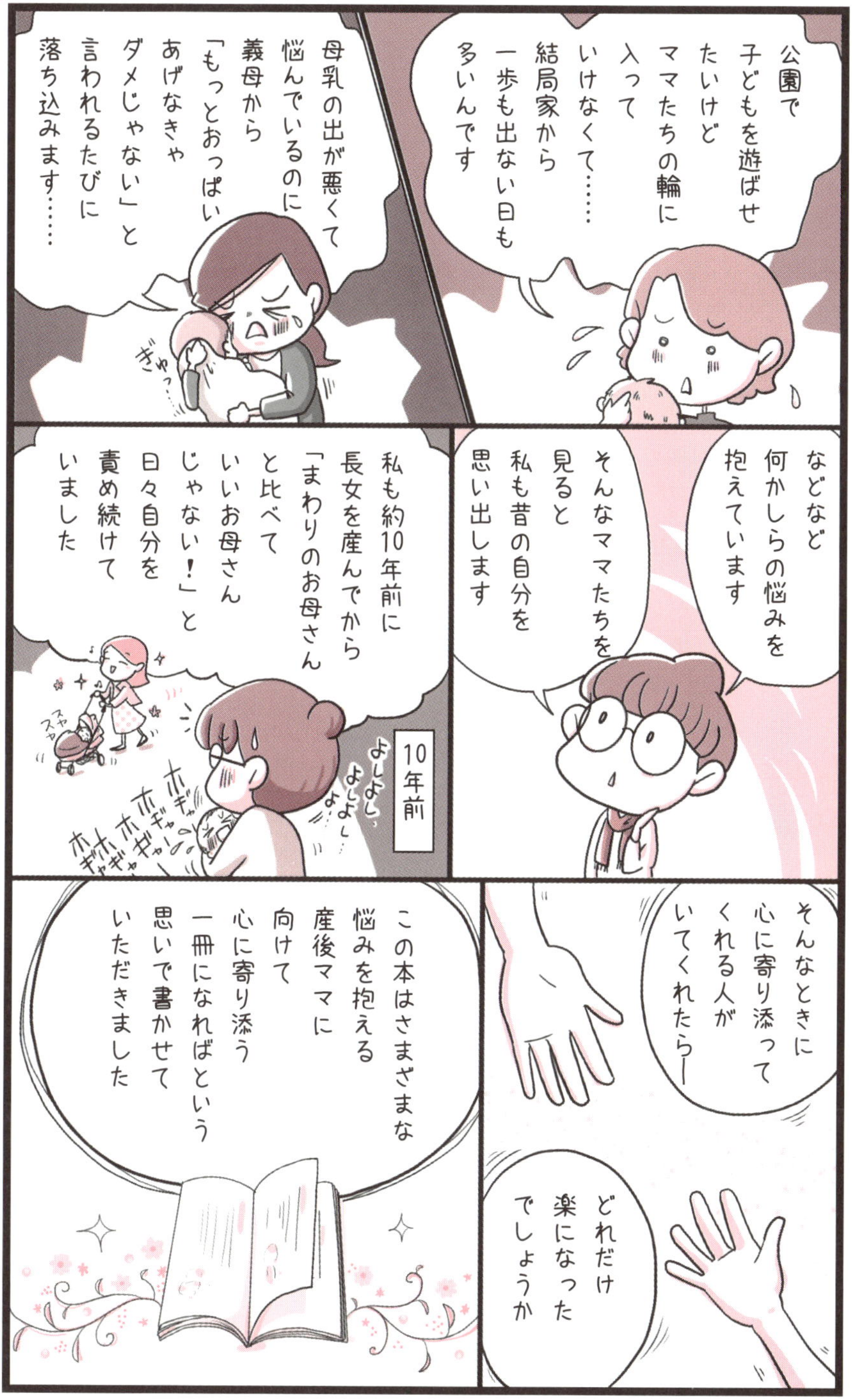
公園で子どもを遊ばせたいけどママたちの輪に入っていけなくて……結局家から一歩も出ない日も多いんです
母乳の出が悪くて悩んでいるのに義母から「もっとおっぱいあげなきゃダメじゃない」と言われるたびに落ち込みます……
ぎゅっ…
などなど何かしらの悩みを抱えています
そんなママたちを見ると私も昔の自分を思い出します
10年前
私も約10年前に長女を産んでから「まわりのお母さんと比べていいお母さんじゃない！」と日々自分を責め続けていました
よしよし、よしよし、よ…
スヤスヤ
そんなときに心に寄り添ってくれる人がいてくれたら―
どれだけ楽になったでしょうか
この本はさまざまな悩みを抱える産後ママに向けて心に寄り添う一冊になればという思いで書かせていただきました

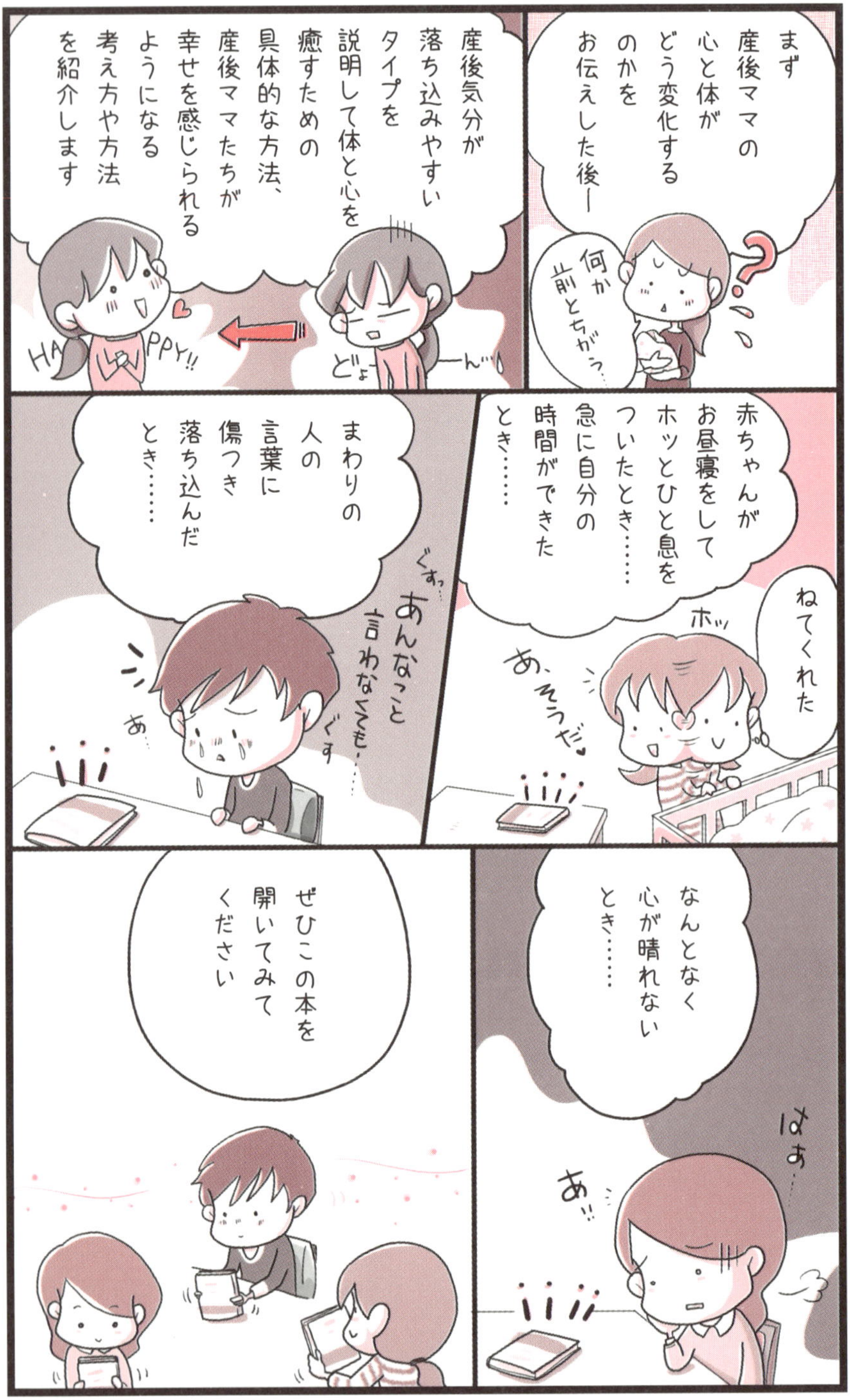
まず産後ママの心と体がどう変化するのかをお伝えした後ー
何か前とちがう…
産後気分が落ち込みやすいタイプを説明して体と心を癒すための具体的な方法、産後ママたちが幸せを感じられるようになる考え方や方法を紹介します
どよーーん
HAPPY!!
赤ちゃんがお昼寝をしてホッとひと息をついたとき……急に自分の時間ができたとき……
ホッ
ねてくれた
あ、そうだ♥
まわりの人の言葉に傷つき落ち込んだとき……
ぐすっ…
あんなこと言わなくても…
ぐす
あ…
なんとなく心が晴れないとき……
はあ…
あ!!
ぜひこの本を開いてみてください

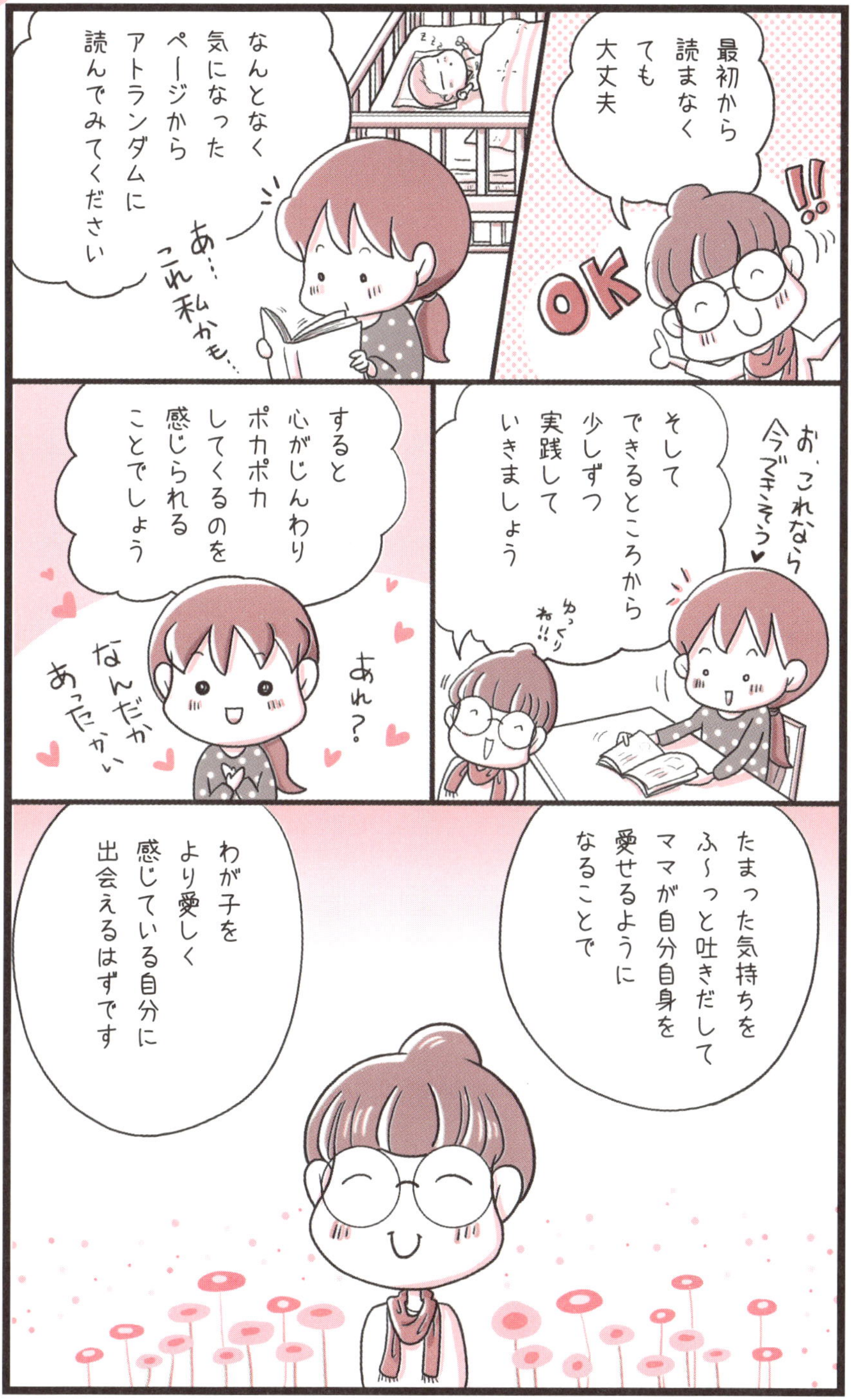
最初から読まなくても大丈夫
OK
!!
なんとなく気になったページからアトランダムに読んでみてください
あ…これ私かも…
そしてできるところから少しずつ実践していきましょう
お、これなら今できそう♥
ゆっくりね!!
すると心がじんわりポカポカしてくるのを感じられることでしょう
あれ？
なんだかあったかい
たまった気持ちをふ～っと吐きだしてママが自分自身を愛せるようになることで
わが子をより愛しく感じている自分に出会えるはずです

Chapter 3 心と体を整える産後ケア

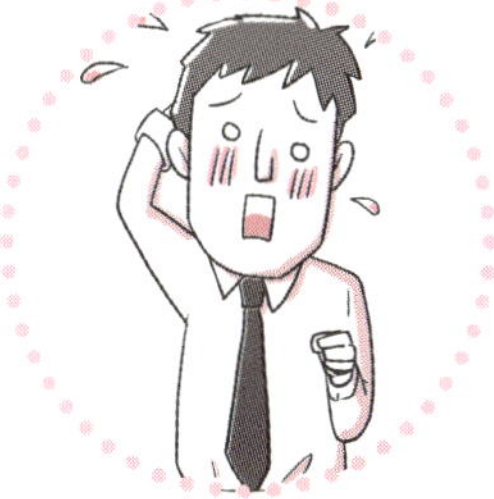

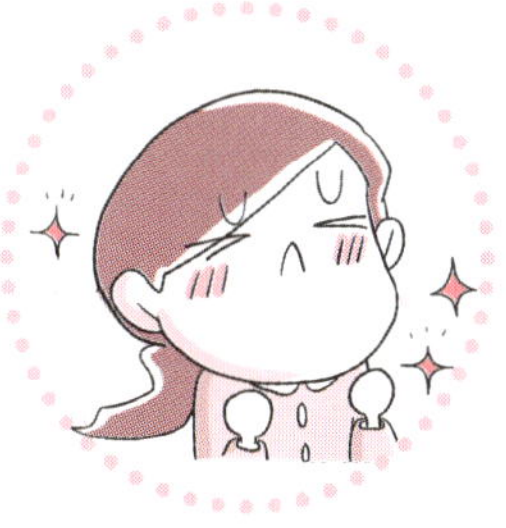

Chapter 4 こんなことで悩んでいませんか?

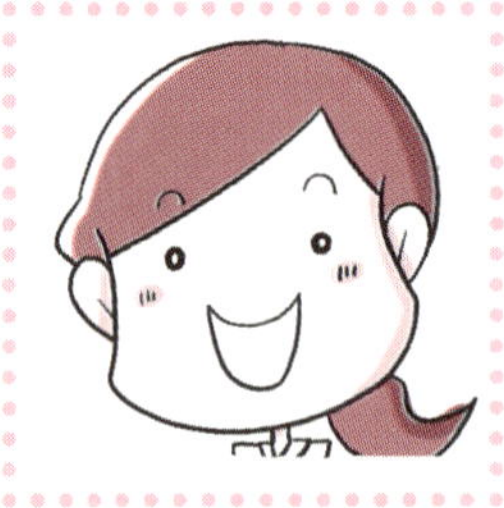

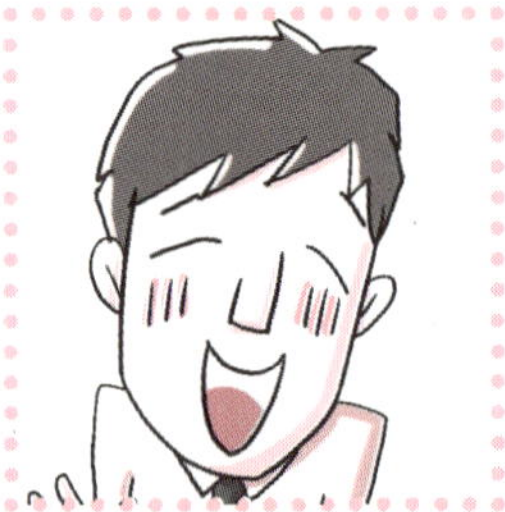

Chapter 1

産後ママの心と体はこんなに変化する！

出産は人生の大イベント！
出産直後からママの心と体には、
さまざまな変化が起こります。
いったいどんな変化に
出会うのか、マンガを通して、
見ていきましょう。

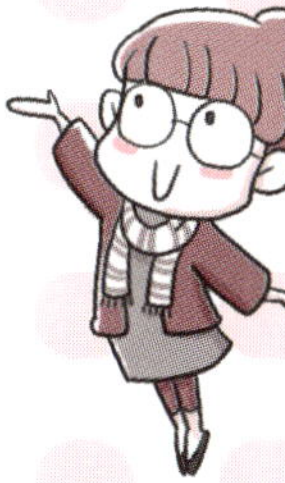

出産直後のママの心は不安定

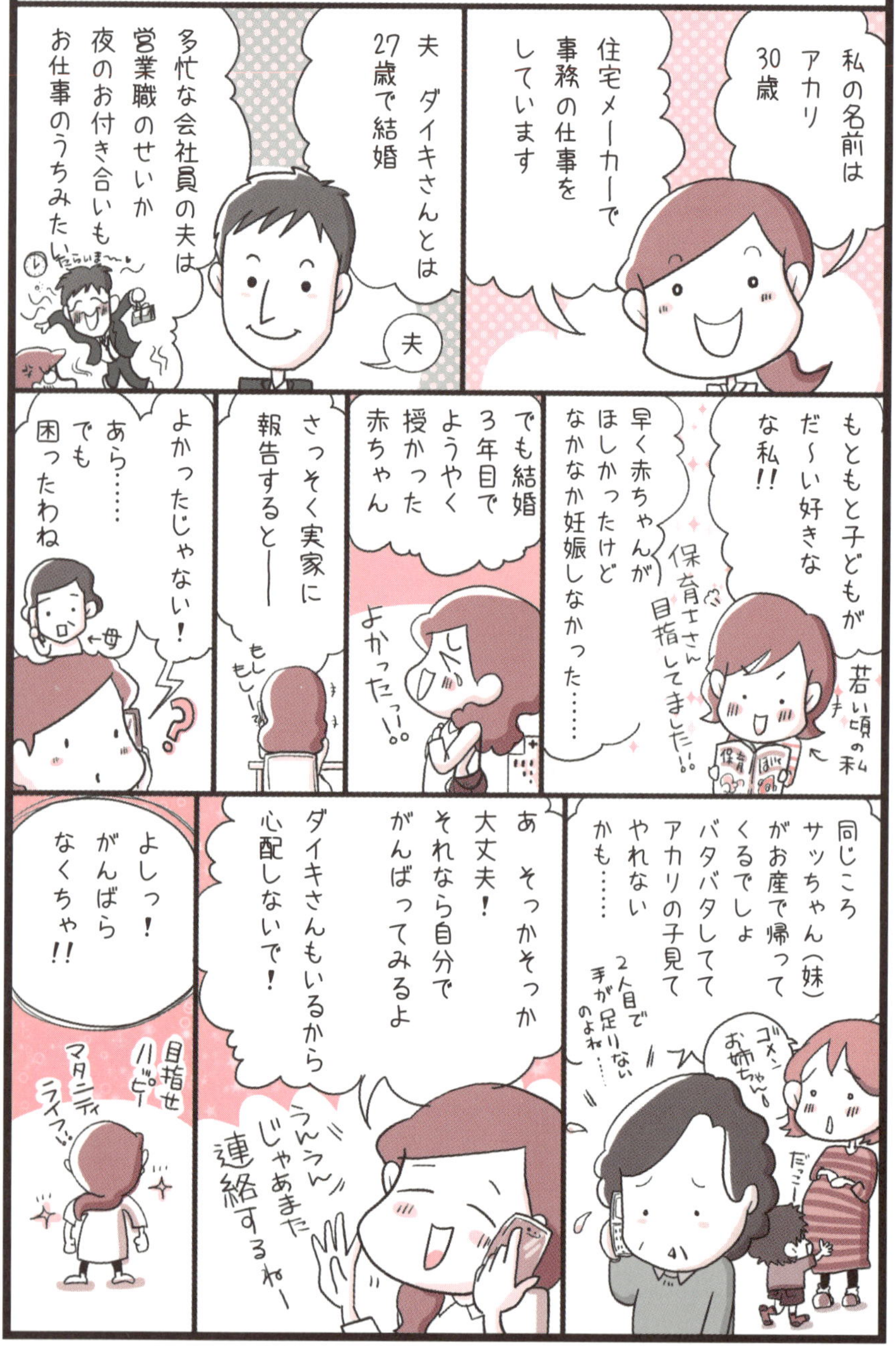
私の名前は
アカリ
30歳
住宅メーカーで
事務の仕事を
しています
夫 ダイキさんとは
27歳で結婚
夫
多忙な会社員の夫は
営業職のせいか
夜のお付き合いも
お仕事のうちみたい
もともと子どもが
だ〜い好きな
な私!!
若い頃の私
保育士さん
目指してました!!
保育
早く赤ちゃんが
ほしかったけど
なかなか妊娠しなかった……
でも結婚
3年目で
ようやく
授かった
赤ちゃん
よかったっ!!
さっそく実家に
報告すると――
もしもし
よかったじゃない!
あら……
でも
困ったわね
←母
同じころ
サッちゃん(妹)
がお産で帰って
くるでしょ
バタバタしてて
アカリの子見て
やれない
かも……
2人目で
手が足りない
のよね……
ゴメン
お姉ちゃん
だっこー
あ そっかそっか
大丈夫!
それなら自分で
がんばってみるよ
ダイキさんもいるから
心配しないで!
うんうん
じゃあまた
連絡するね〜
よしっ!
がんばら
なくちゃ!!
目指せ
ハッピー
マタニティ
ライフっ!!

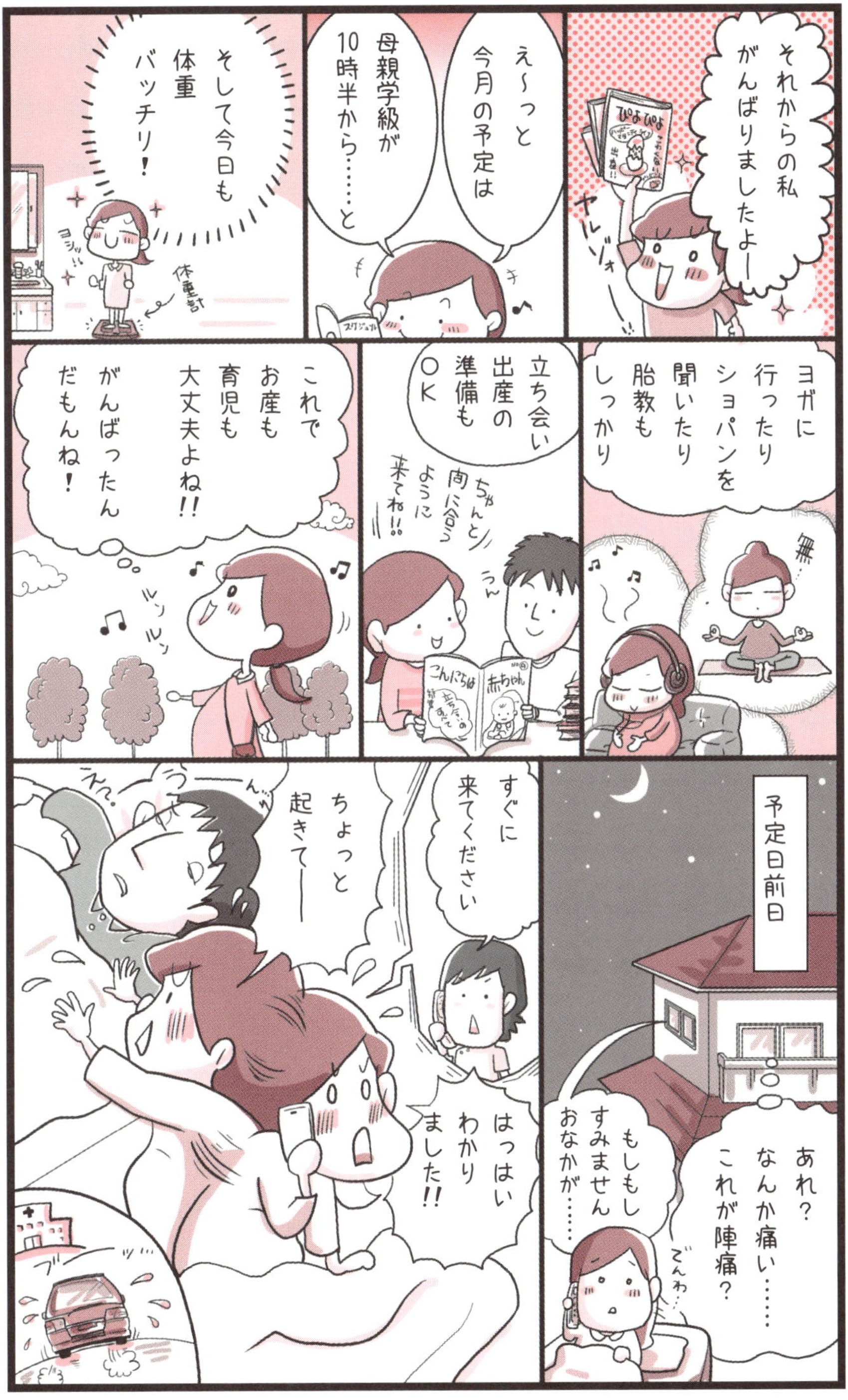

それからの私 がんばりましたよー
ヤルぞォー!!
ぴよぴよ
え〜っと 今月の予定は
母親学級が 10時半から……と
スケジュール
そして今日も 体重 バッチリ!
ヨシッ!!
体重計
ヨガに 行ったり ショパンを 聞いたり 胎教も しっかり
立ち会い 出産の 準備も OK
ちゃんと 間に合う ように 来てね!!
うん
こんにちは 赤ちゃん
これで お産も 育児も 大丈夫よね!! がんばったん だもんね!
ルンルンッ
予定日前日
あれ? なんか痛い…… これが陣痛?
もしもし すみません おなかが……
すぐに 来てください
はっはい わかり ました!!
ちょっと 起きてー
ブーーッ

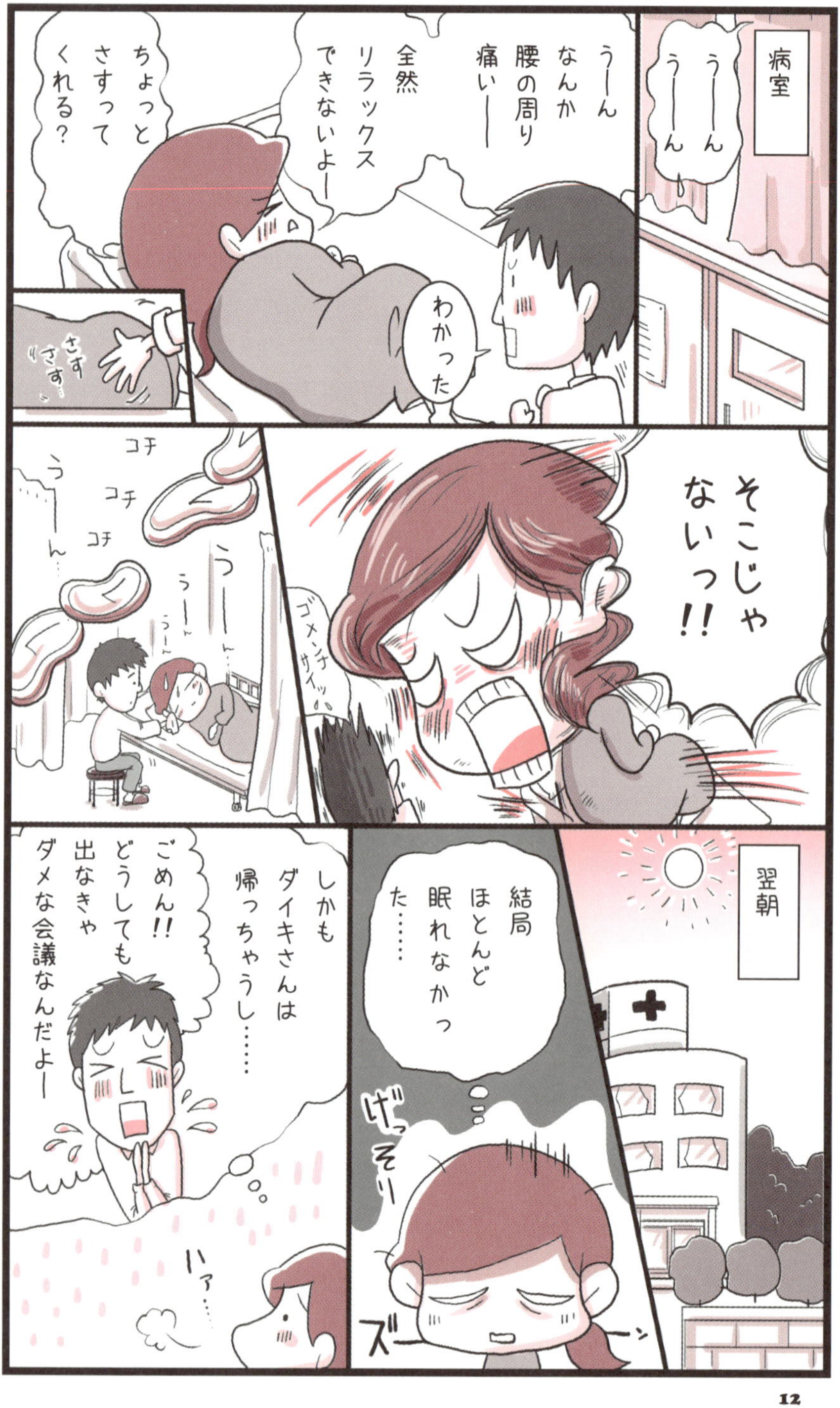
病室
うーーん
うーーん
うーん
なんか
腰の周り
痛いーーー
全然
リラックス
できないよー
ちょっと
さすって
くれる?
わかった
さすさす…
そこじゃないっ!!
ゴメンチサイッ
うーーん…
うーん
うーん
コチ
コチ
コチ
うーん…
翌朝
結局
ほとんど
眠れなかった……
げっそり
ズーーン
しかも
ダイキさんは
帰っちゃうし……
ごめん!!
どうしても
出なきゃ
ダメな会議なんだよー
ハア……

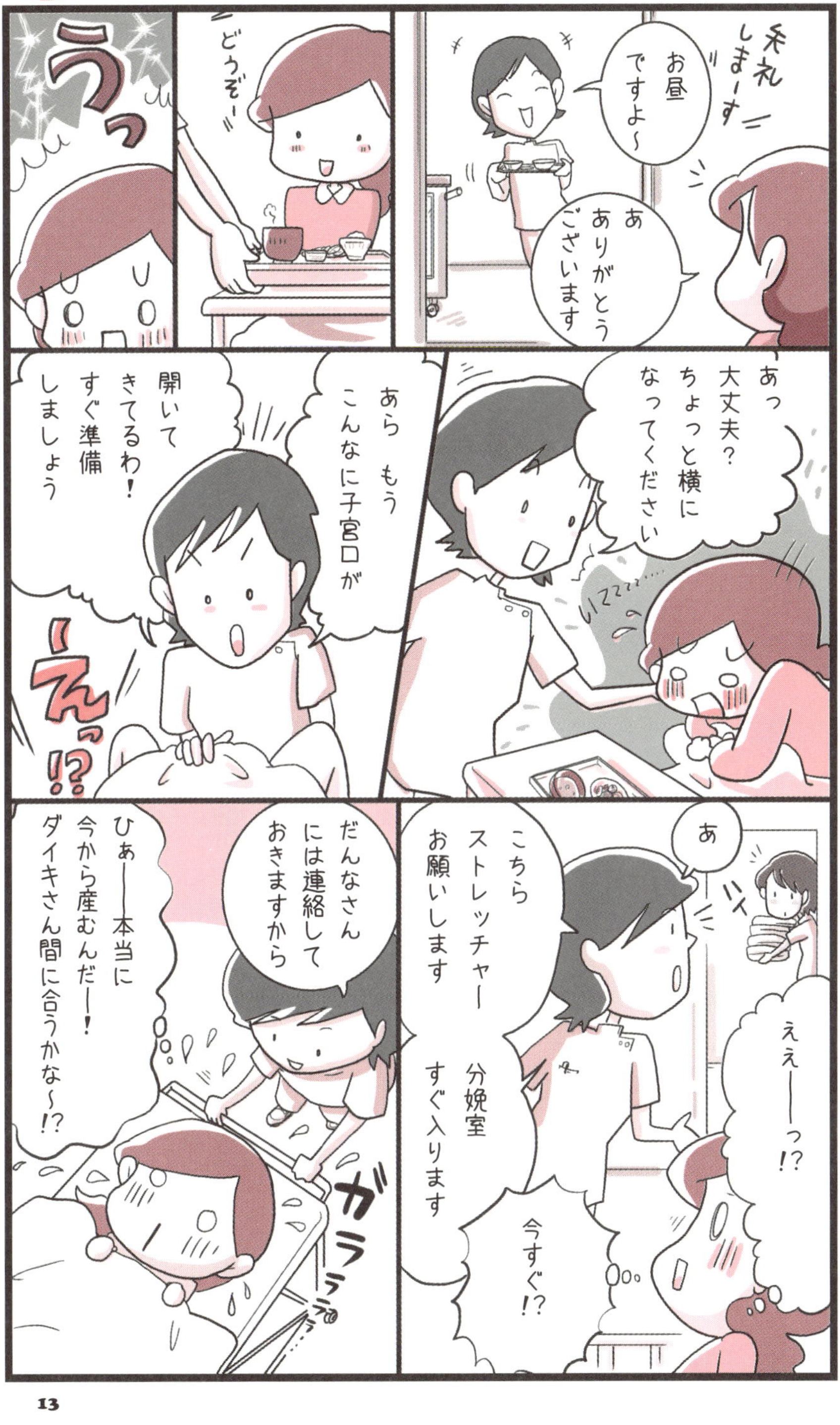
失礼しまーす
お昼ですよ～
あ ありがとうございます
どうぞー
うっ
あっ 大丈夫？ ちょっと横になってください
いててて…
あら もうこんなに子宮口が
開いてきてるわ！ すぐ準備しましょう
えんっ!?
あ
こちらストレッチャーお願いします
ハイ
分娩室すぐ入ります
ええーーっ!?
今すぐ!?
だんなさんには連絡しておきますから
ひぁーー本当に今から産むんだー！ ダイキさん間に合うかな～!?
ガラララ

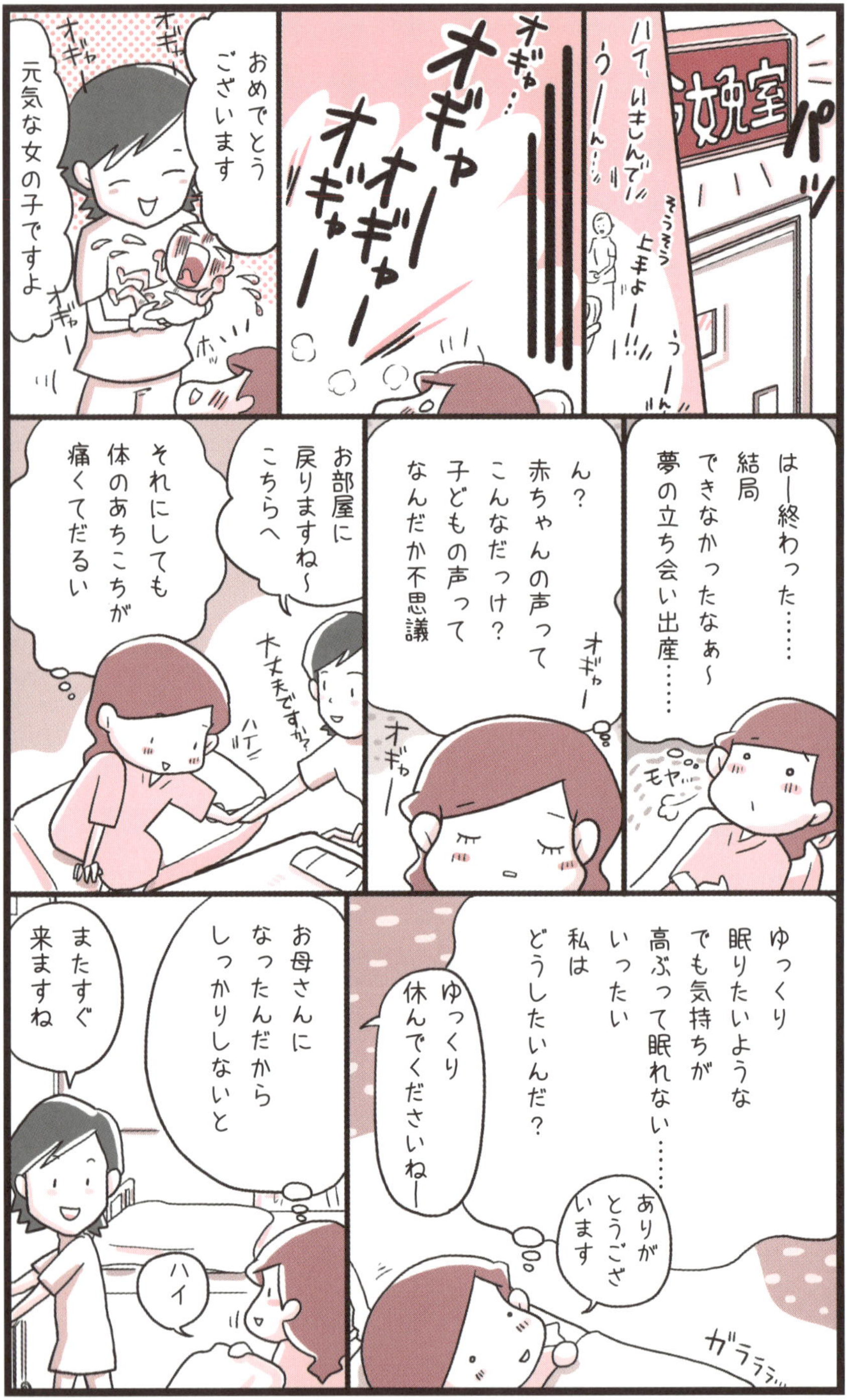
分娩室
パッ
ハイ、いきんで!!
う〜〜んん!!
そうそう上手よ〜!!
う〜〜ん
オギャ…
オギャ〜 オギャ〜
オギャ〜〜
オギャ〜
おめでとうございます
元気な女の子ですよ
オギャ〜
ホッ
はー終わった……
結局できなかったなぁ〜
夢の立ち会い出産……
モヤ…
ん?
赤ちゃんの声ってこんなだっけ?
子どもの声ってなんだか不思議
オギャ〜
オギャ〜
お部屋に戻りますね〜こちらへ
大丈夫ですか?
ハイ
それにしても体のあちこちが痛くてだるい
ゆっくり眠りたいような
でも気持ちが高ぶって眠れない……
いったい私はどうしたいんだ?
ゆっくり休んでくださいね〜
ありがとうございます
ガラララ…
またすぐ来ますね
お母さんになったんだからしっかりしないと
ハイ

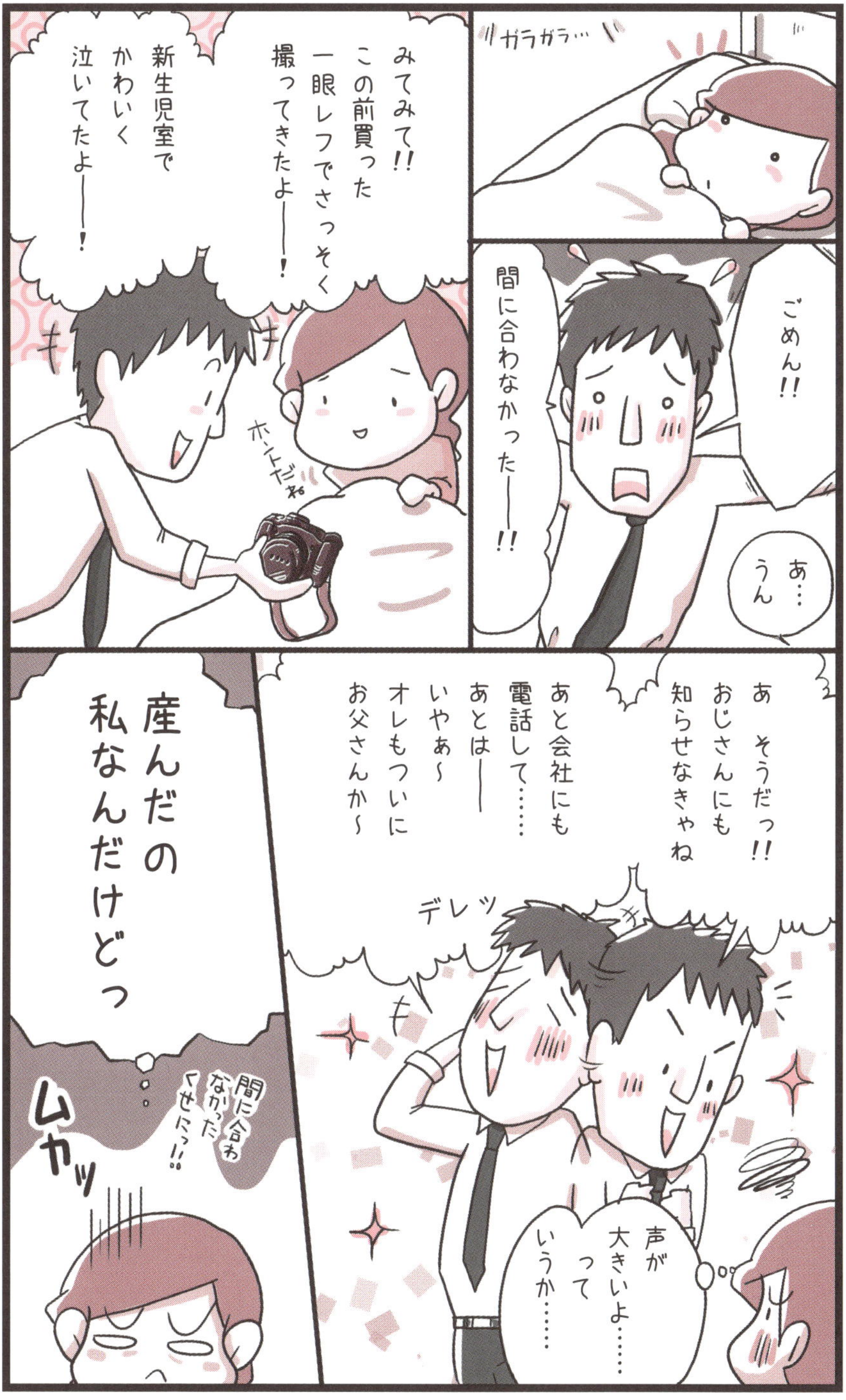
ガラガラ…
ごめん!!
間に合わなかった――!!
あ…うん
みてみて!! この前買った一眼レフでさっそく撮ってきたよ――!
新生児室でかわいく泣いてたよ――!
ホーントだね
あ そうだっ!! おじさんにも知らせなきゃね
あと会社にも電話して……
あとは―― いやぁ～ オレもついにお父さんか～
デレッ
声が大きいよ……っていうか……
産んだの私なんだけどっ
間に合わなかったくせにっ!!
ムカッ

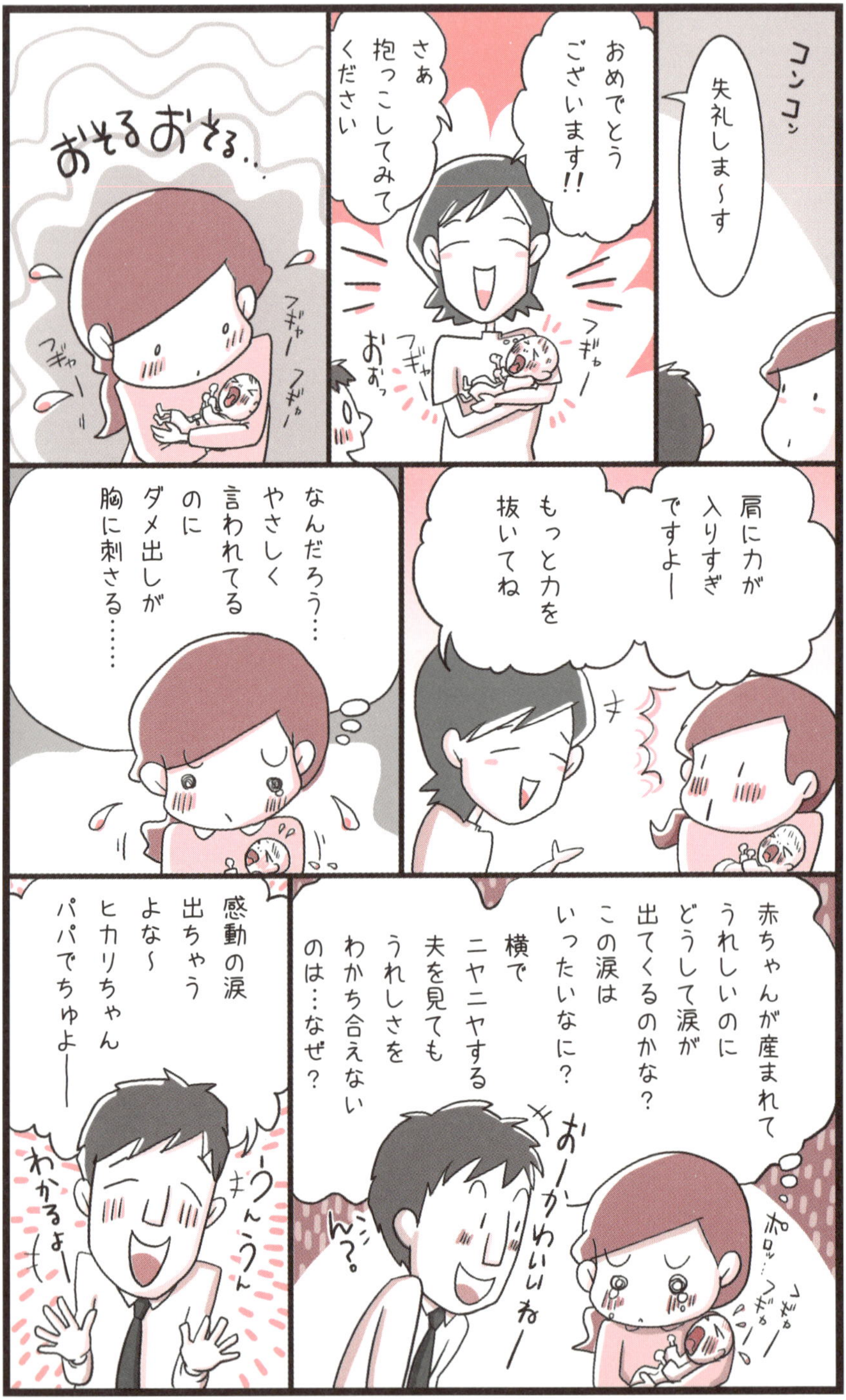

コンコンッ
失礼しま～す
おめでとうございます!!
さあ抱っこしてみてください
フギャー
フギャー
おおっ
おそるおそる…
フギャー
フギャー
フギャー
肩に力が入りすぎですよー
もっと力を抜いてね
なんだろう…やさしく言われてるのにダメ出しが胸に刺さる……
赤ちゃんが産まれてうれしいのにどうして涙が出てくるのかな?
この涙はいったいなに?
横でニヤニヤする夫を見てもうれしさをわかち合えないのは…なぜ?
おーかわいいねー
ん?
ポロッ…
フギャー
フギャー
感動の涙出ちゃうよな～
ヒカリちゃんパパでちゅよーー
うんうん
わかるよー

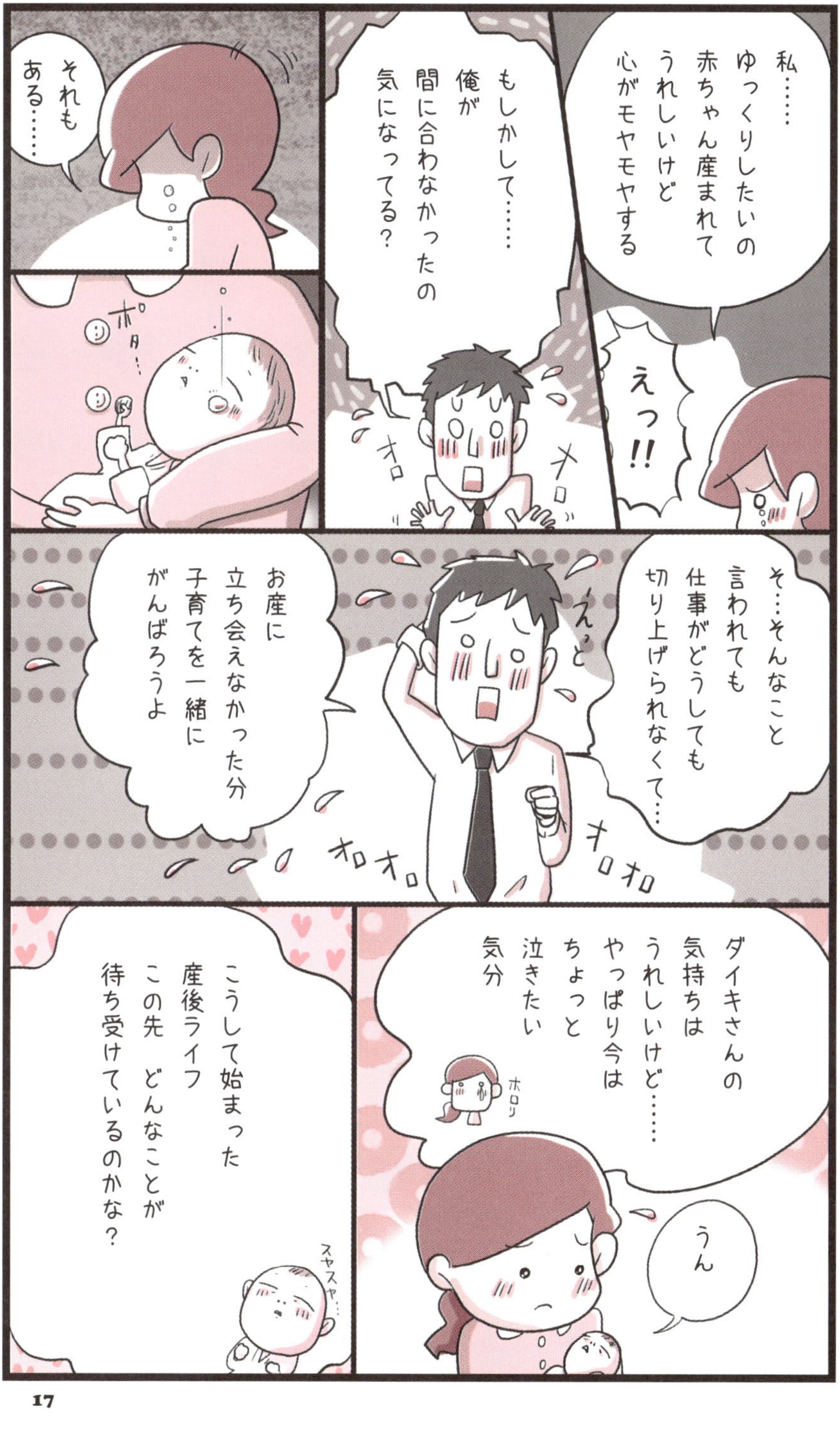
私……
ゆっくりしたいの
赤ちゃん産まれて
うれしいけど
心がモヤモヤする
えっ!!
もしかして……
俺が
間に合わなかったの
気になってる?
オロ
オロ
それも
ある……
ポタ…
そ…そんなこと
言われても
仕事がどうしても
切り上げられなくて…
えっと
お産に
立ち会えなかった分
子育てを一緒に
がんばろうよ
オロオロ
オロオロ
ダイキさんの
気持ちは
うれしいけど……
やっぱり今は
ちょっと
泣きたい
気分
ホロリ
うん
こうして始まった
産後ライフ
この先 どんなことが
待ち受けているのかな?
スヤスヤ…

てるさんからのアドバイス

心も体も不安定になるのは当たり前

「いのち」を生み出したあなた。本当にがんばりましたね。

今はその大きな変化の波に揺れている状態。だから、心も体も不安定になって当たり前。まわりの人に優しい言葉で普通に接してもらっていても、なんだかイライラしたり、気がめいったりするのは、産後のママなら普通のことなんです。心配しなくて大丈夫!

今の気持ちを、素直に相手に伝えてみてください。心にモヤモヤをためこまないで、今思っていることを吐き出せば、少し心が軽くなりますよ。

しばらくは「がんばりすぎない」ことを心がけてください。とくに産後1カ月間は、まだ体が整っていない時期。そのときにがんばりすぎて自分を奮い立たせすぎると、体と心のバランスを崩してしまいます。産後3カ月までは授乳のリズムがなかなかできず寝不足になることも多いので、こま切れでも意識的に睡眠をとりましょう。

また、産後の1〜2カ月間は、家事などを協力してもらえる人がいたらお願いをしたり、福祉サービスや民間サポートなどを利用して、たくさんの人の力を借りましょう。「人に迷惑をかけてはいけない」と、頼ることを遠慮する人も多いのですが、迷惑かどうかは頼られた相手が決めることです。

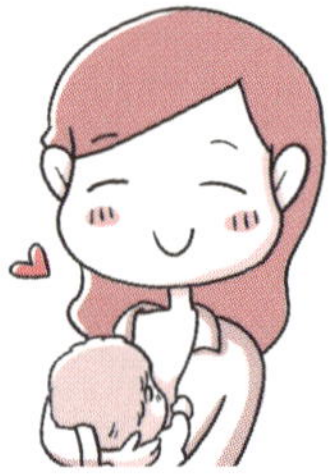

この時期は、人に頼ることを学ぶ時期でもあります。頼り、頼られる関係を築くことで、心のつながりもできてくるものです。

産後マンガ その2

産後のママはコントロール不能状態

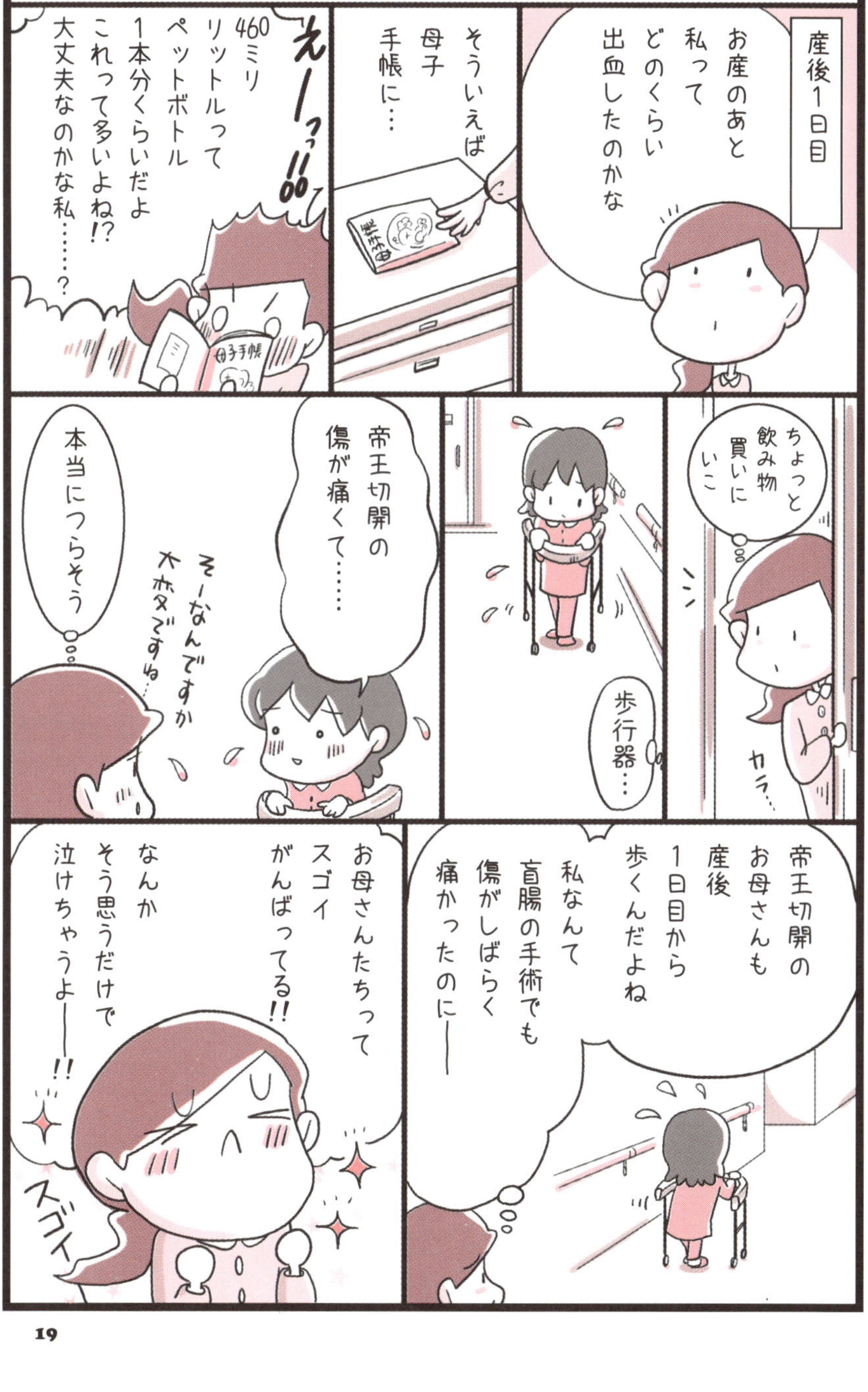
産後1日目
お産のあと私ってどのくらい出血したのかな
そういえば母子手帳に…
母子手帳
えーっっ!!
460ミリリットルってペットボトル1本分くらいだよ これって多いよね!? 大丈夫なのかな私……?
ちょっと飲み物買いにいこ
カラ…
歩行器…
帝王切開の傷が痛くて……
そーなんですか大変ですね…
本当につらそう
帝王切開のお母さんも産後1日目から歩くんだよね
私なんて盲腸の手術でも傷がしばらく痛かったのに——
お母さんたちってスゴイがんばってる!!
なんかそう思うだけで泣けちゃうよ——!!
スゴイ

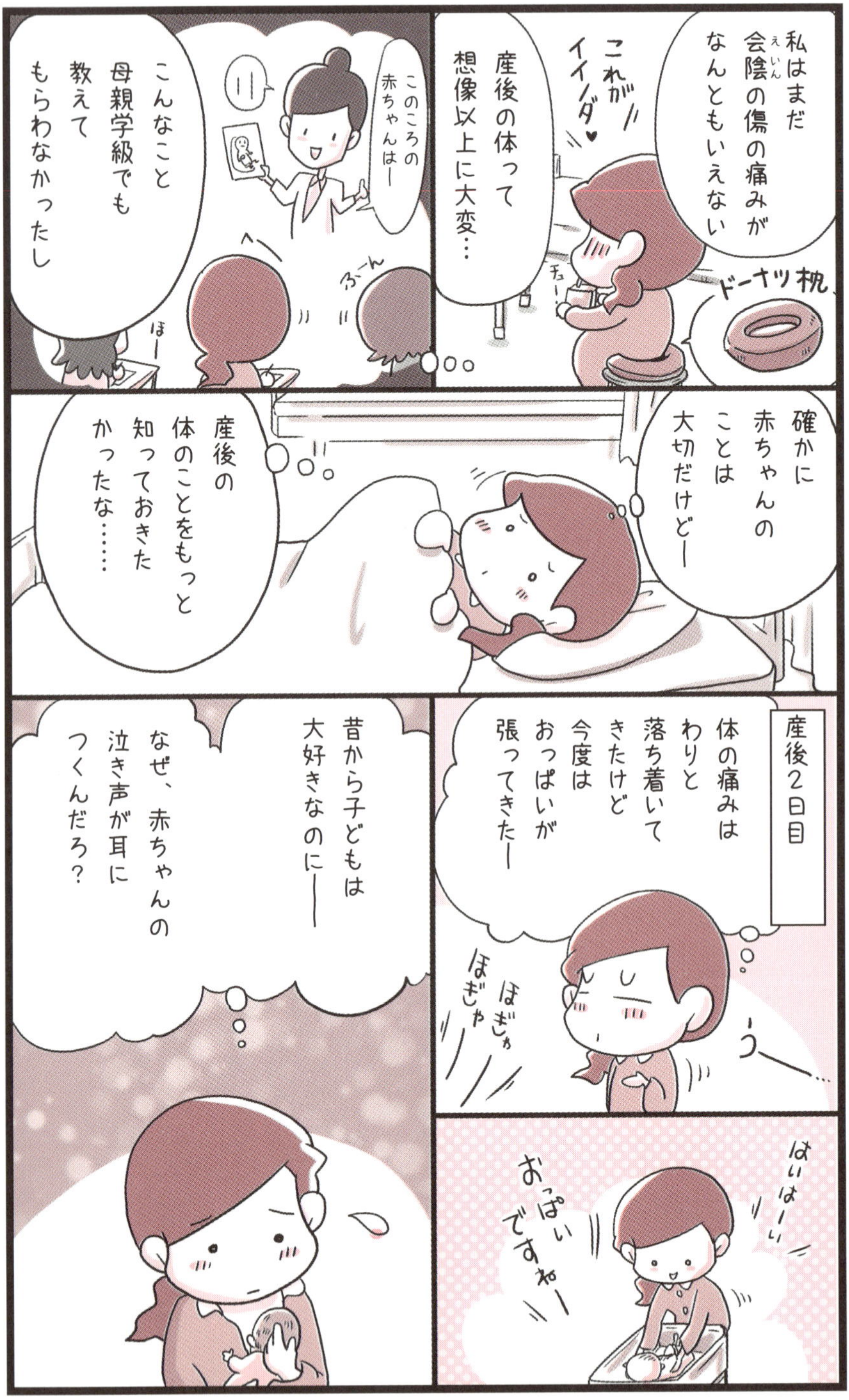
私はまだ会陰《えいん》の傷の痛みがなんともいえない
これがイイノダ♥
ドーナツ枕
チュー
産後の体って想像以上に大変…
このころの赤ちゃんはー
へー
ふーん
ほー
こんなこと母親学級でも教えてもらわなかったし
確かに赤ちゃんのことは大切だけどー
産後の体のことをもっと知っておきたかったな……
産後2日目
体の痛みはわりと落ち着いてきたけど今度はおっぱいが張ってきたー
ほぎゃほぎゃ
うー…
はいはーい
おっぱいですねー
昔から子どもは大好きなのにーー
なぜ、赤ちゃんの泣き声が耳につくんだろ?

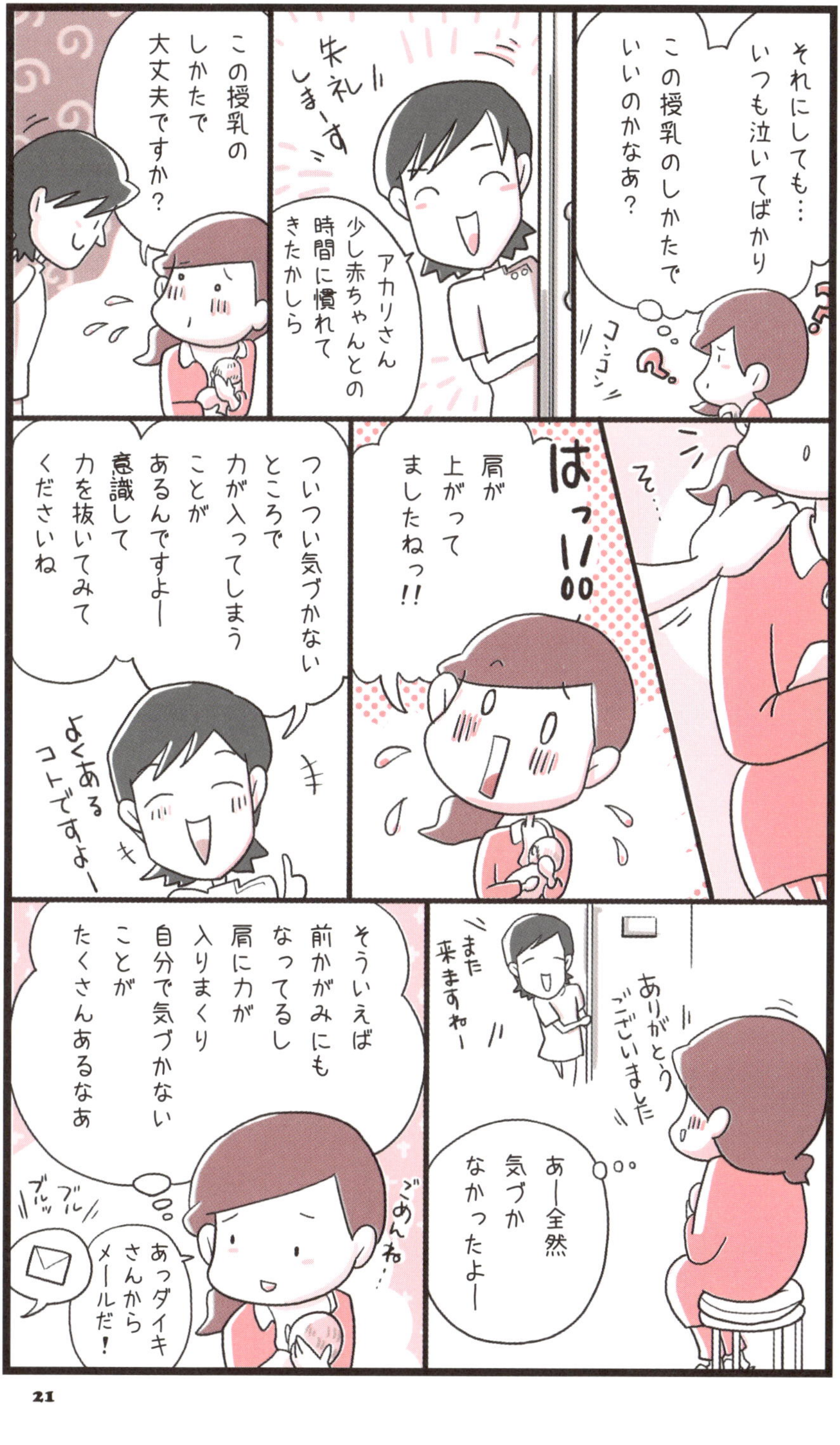
それにしても… いつも泣いてばかり この授乳のしかたでいいのかなあ？
コンコン
失礼しまーす
アカリさん 少し赤ちゃんとの時間に慣れてきたかしら
この授乳のしかたで大丈夫ですか？
そ…
はっ!!
肩が上がってましたねっ!!
ついつい気づかないところで力が入ってしまうことがあるんですよー 意識して力を抜いてみてくださいね
よくあるコトですよー
ありがとうございました
また来ますねー
あー全然気づかなかったよー
そういえば前かがみにもなってるし肩に力が入りまくり自分で気づかないことがたくさんあるなあ
ブルッブル
ごめんね…
あっダイキさんからメールだ！

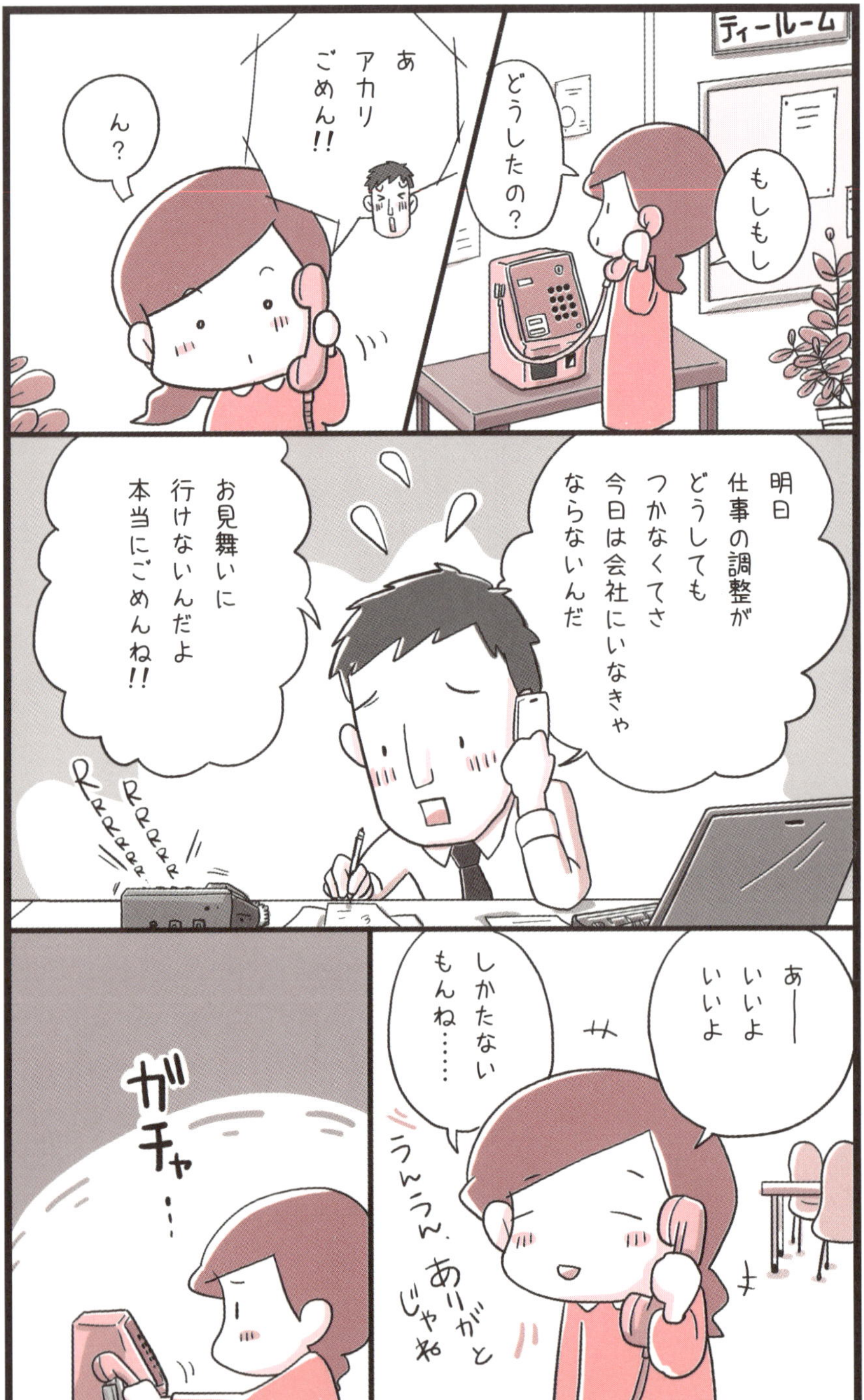
ティールーム
もしもし
どうしたの?
あ アカリ ごめん!!
ん?
明日 仕事の調整がどうしてもつかなくてさ 今日は会社にいなきゃならないんだ
お見舞いに行けないんだよ 本当にごめんね!!
RRRRRR RRRRR
あー いいよ いいよ
しかたないもんね……
うんうん、ありがと じゃね
ガチャ…

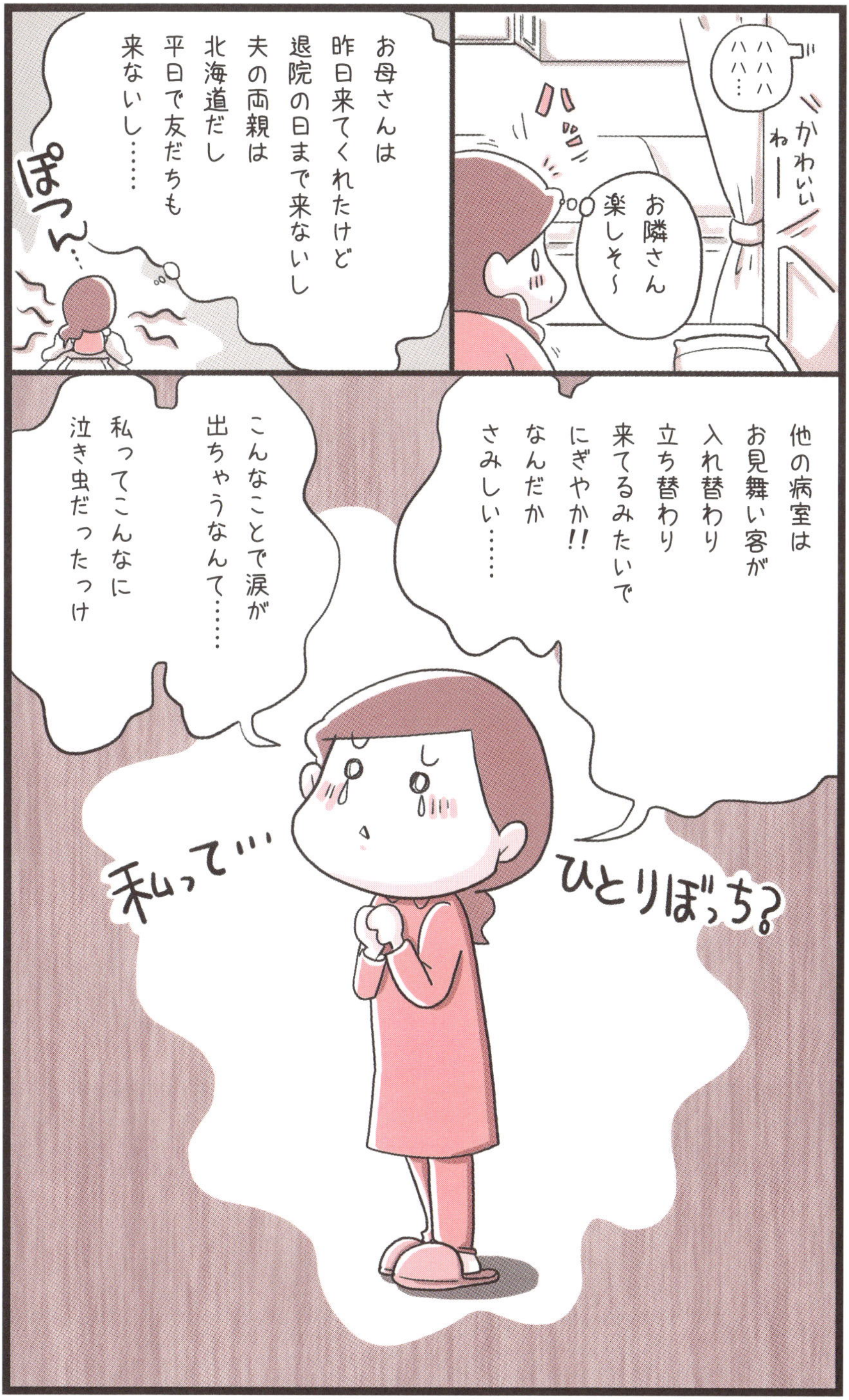
ハハハ ハハ…
かわいい ねー
ハ
お隣さん楽しそ～
お母さんは昨日来てくれたけど退院の日まで来ないし
夫の両親は北海道だし
平日で友だちも来ないし……
ぽつん…
他の病室はお見舞い客が入れ替わり立ち替わり来てるみたいでにぎやか!!
なんだかさみしい……
こんなことで涙が出ちゃうなんて……
私ってこんなに泣き虫だったっけ
私って…
ひとりぼっち？

てるさんからのアドバイス

産後のホルモン分泌は、ジェットコースターのように変化

産後はホルモンが急激に変化します。妊娠中は、妊娠を継続するための「プロゲステロン（黄体ホルモン）」や「エストロゲン（卵胞ホルモン）」、排卵抑制作用を持つ「プロラクチン」という女性ホルモンが分泌されていましたが、赤ちゃんを産むと、それらが一気に減少！　そして授乳がはじまると、「プロラクチン」が再び分泌されるようになります。

ホルモンの分泌は心や体に大きな変化をもたらしますから、この時期、“自分であって自分じゃない”みたいな気持ちになるのは当たり前なのです。そのことを家族にも知ってもらえるといいですね。

でも、産後大量に分泌されるホルモンのなかには、素晴らしい働きをするものもあります。それは、授乳をしたり、肌に触れ合ったり、見つめ合ったりすることで分泌される「オキシトシン」と呼ばれるホルモンです。「NHKスペシャル」（2014年4月11日）でもとり上げられましたが、別名「絆《きずな》ホルモン」や「愛情ホルモン」といわれ、産後の心を安定させ母体をめざめさせるとされています。「オキシトシン」は夫婦間などのスキンシップでも分泌されることがわかっています。

ですから、ゆったりとした気持ちで赤ちゃんを見つめたり、パートナーや家族に背中をさすってもらったりしましょう。ほっと安心することで、オキシトシンが分泌され、さらに気持ちが安定するようになります。

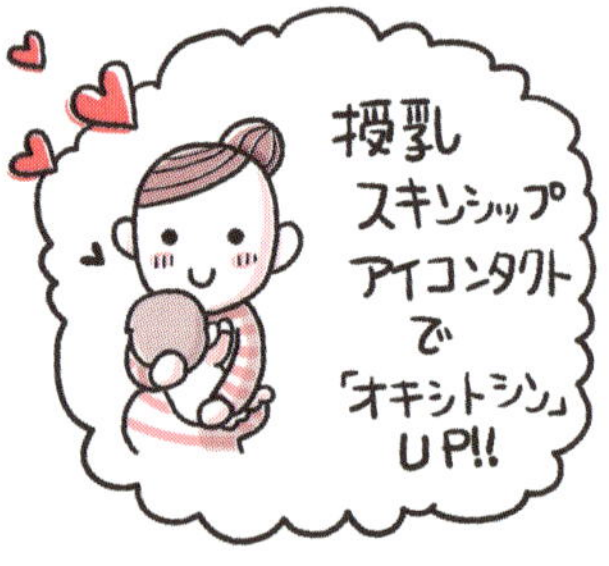
授乳
スキンシップ
アイコンタクト
で
「オキシトシン」
UP!!

てるさんからのアドバイス

産後にできるもっとも大きな傷とは？

出産でできるもっとも大きな傷は、「胎盤」がはがれた後の子宮の内側にできる傷です。産後子宮がだんだん小さくなっていくにつれてその傷も小さくなり、回復も順調にすすみますが、子宮の戻りが遅いと出血が増えて、ますます体調が整わなくなっていきます。

子宮がしっかり収縮するまでには、８週間はかかりますから、その間はしっかり休息をとるようにしましょう。抵抗力が弱まると、熱が出るなど体調を崩しやすいので、くれぐれも無理は禁物です。

帝王切開で出産した方は、術後の回復をうながすため、産後1日目からできる範囲で歩行するように指導されます。ただし、やはり無理は禁物。トイレに行ったり、着替えをしたり、できる範囲で身のまわりのことをするだけでも体の回復につながります。赤ちゃんが寝ているときは、昼間でも積極的に休むことを心がけましょう。

妊娠中は、胎児を成長させるために、血液循環量が40％前後増えるといわれています。しかし、産後は悪露《おろ》が出ていることや、ごく少量ですが鉄分を含む母乳を分泌することで、貧血になりやすくなります。とくに、妊娠中に貧血があった方は、産後も貧血になりやすいので、ひじきなどの海草類や豆類などを積極的にとって、できるだけ鉄分補給に心がけましょう。ビタミンＣや緑黄色野菜を一緒にとると、鉄が吸収されやすくなるのでおすすめです。また、カフェインは鉄分の吸収を阻害するのでコーヒー、紅茶は飲みすぎない方がよいですね。

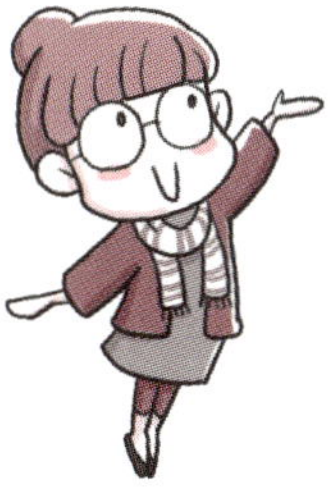

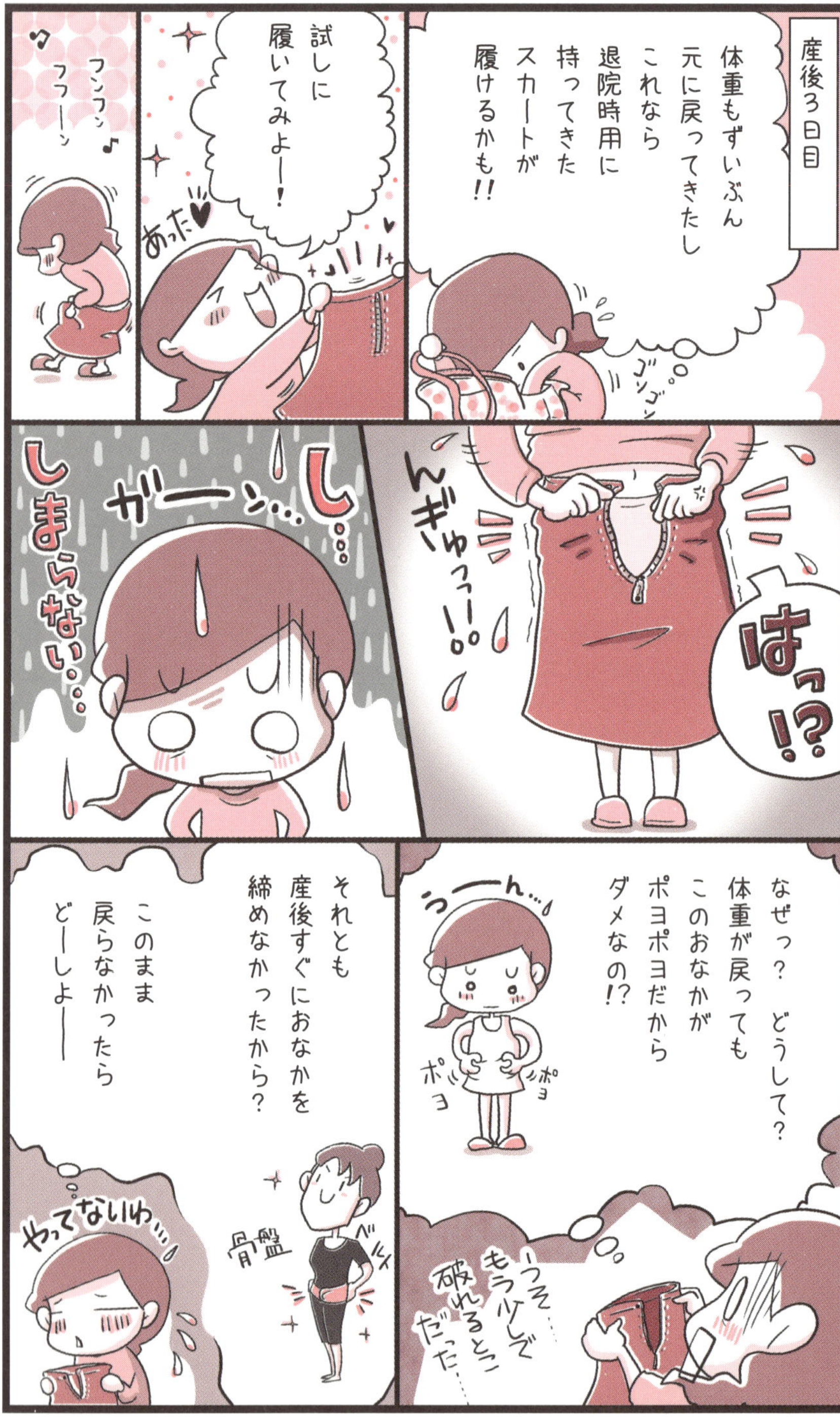

産後3日目
体重もずいぶん元に戻ってきたしこれなら退院時用に持ってきたスカートが履けるかも!!
ゴソゴソ
試しに履いてみよー!
あった♥
フンフンフフーン♪
んぎゅっっー!!
はっ!?
ガーン…
しまらない…
なぜっ? どうして? 体重が戻ってもこのおなかがポヨポヨだからダメなの!?
うーん…
ポヨ
ポヨ
それとも産後すぐにおなかを締めなかったから?
このまま戻らなかったらどーしよー
もう少しで破れるとこだった…
うそ…
やってないわ…
骨盤
ベルト

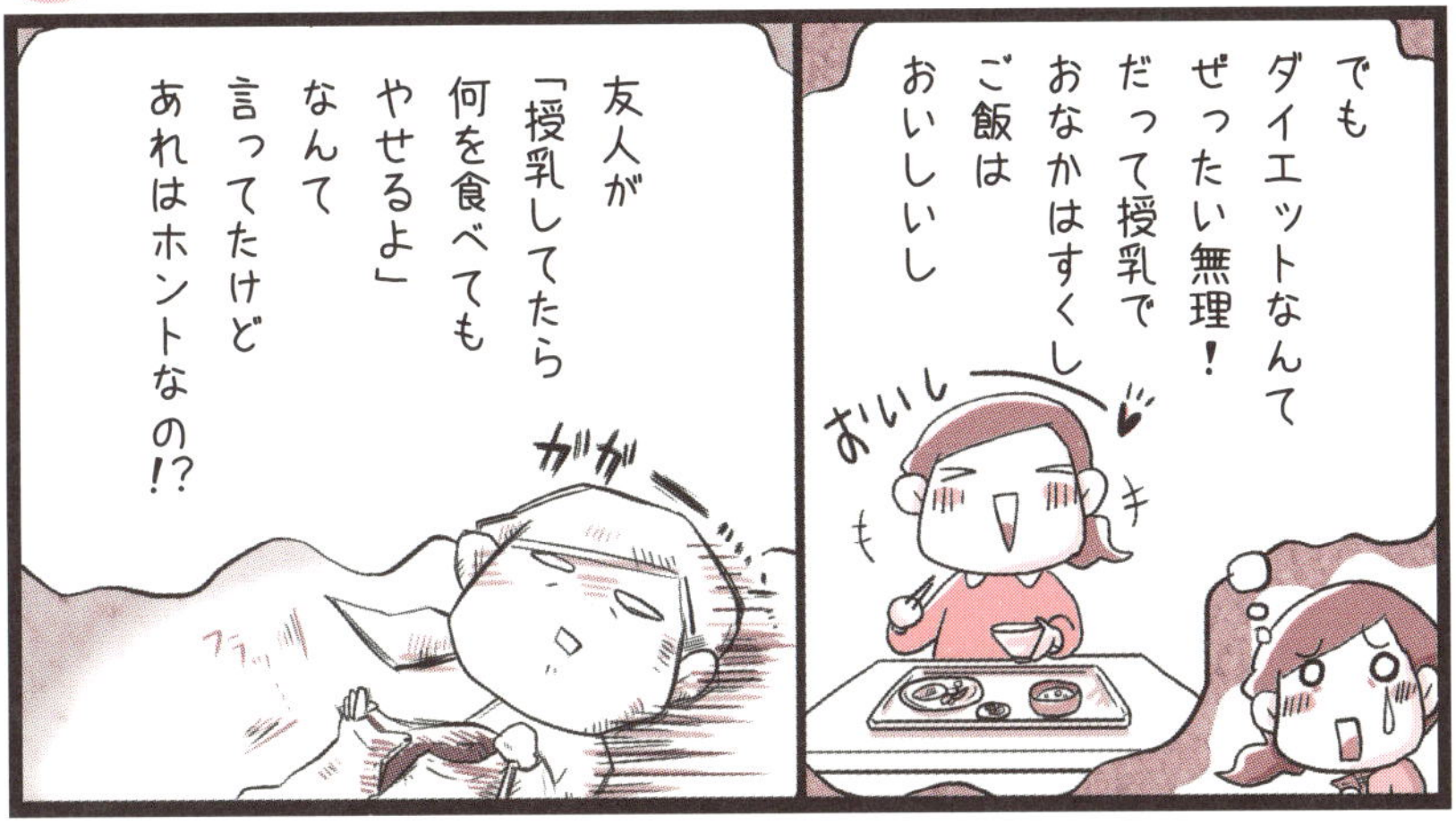
でも
ダイエットなんて
ぜったい無理！
だって授乳で
おなかはすくし
ご飯は
おいしいし
おいし
友人が
「授乳してたら
何を食べても
やせるよ」
なんて
言ってたけど
あれはホントなの!?
ガガー

てるさんからのアドバイス

体のゆるみはいつ戻る？

赤ちゃんが産道を通りやすくなるように、妊娠中から出産後に、骨盤周辺の靭帯をゆるめる働きをする「リラキシン」という女性ホルモンが分泌されます。産後の体は全体的にゆるんでいますが、とくに骨盤の結合がゆるんでいるため、腰痛や肩こりなど体の不調が現れる人もいます。産後数日でリラキシンの分泌は低下していき、３カ月くらいたつと、出産前の女性ホルモンのバランスになります。そのころになると赤ちゃんとの生活にも慣れ、積極的に体を動かすことができるようになります。

「産後は、いつまでに元の体型に戻らなければならない」という思いにとらわれるよりも、「今、自分の体はどんな状態になっているか」を感じることのほうが大切です。ダイエットをするよりは、健康的に、元の体重や快適な体重に戻ることを第一に考えて、無理をしない範囲でエクササイズをしたりして、少しずつ産後のボディケアをおこなってください（29ページ参照）。

その②★インナーマッスルを鍛える腹式呼吸法

おなかまわりのインナーマッスルを鍛えると、天然のコルセットになり、腰痛予防やダイエットに効果があります。

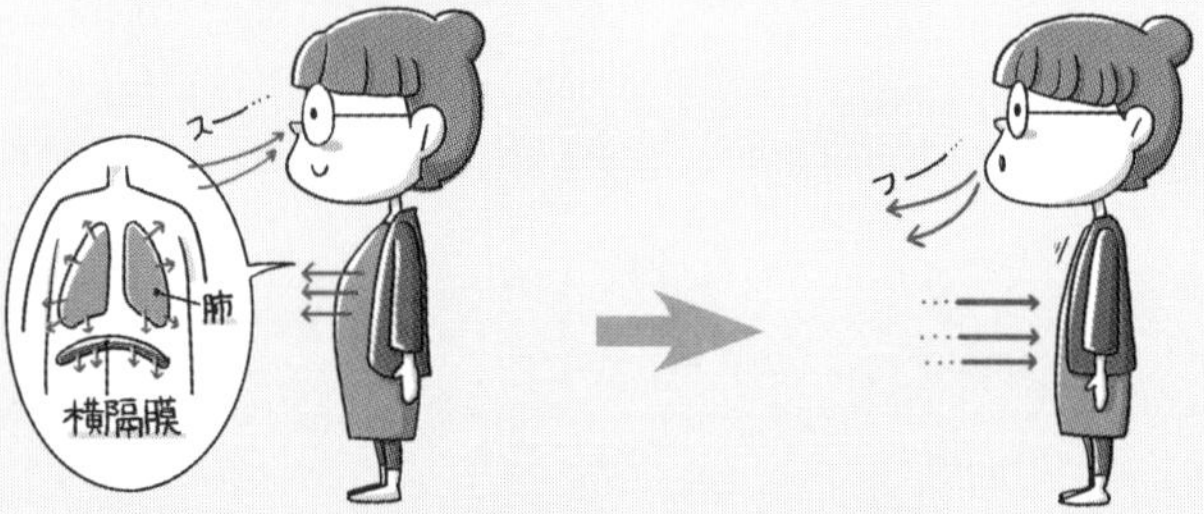

①腹式呼吸で鼻から大きく息を吸って、おなかを膨らませて。肺いっぱいに空気を吸って、横隔膜が下がるのを感じましょう。

②おなかをへこませながら、10秒くらいかけて「フ――」と言いながら口から息を吐きます。

①②を毎日、約5分間続けるとインナーマッスルが鍛えられます。

その③★姿勢エクササイズ

授乳や抱っこなどで猫背になりがちです。意識的に背筋を伸ばし、胸を開きましょう。肩こり、頭痛の予防や、母乳分泌をうながします。

授乳のとき

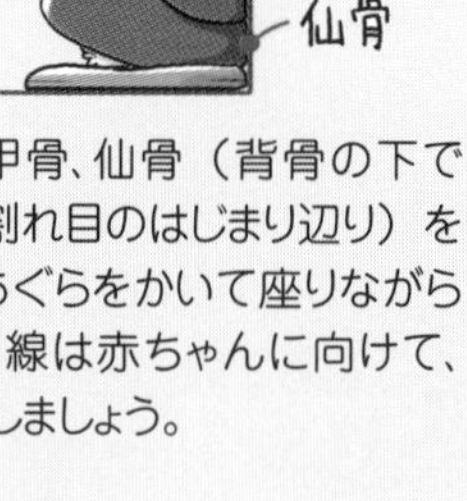

壁に、肩甲骨、仙骨（背骨の下でおしりの割れ目のはじまり辺り）をつけて、あぐらをかいて座りながら授乳。目線は赤ちゃんに向けて、声かけをしましょう。

歯磨きのとき

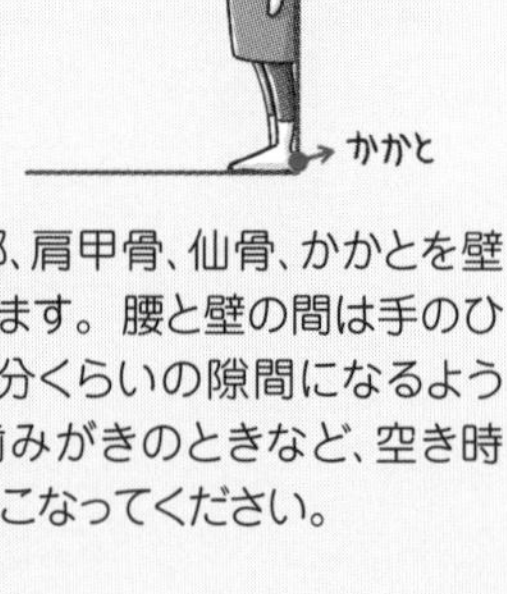

後頭部、肩甲骨、仙骨、かかとを壁につけます。腰と壁の間は手のひら1つ分くらいの隙間になるように。歯みがきのときなど、空き時間におこなってください。

Have a Break

産後の体を整えるボディケア

産後はしっかり休むことが何よりも大切ですが、無理をしない程度にこまめな運動を日常の中に取り入れると、インナーマッスル（体の深層部の筋肉）を整えることができます。インナーマッスルを鍛えると、子宮の戻りを早めたり、元の体型に戻りやすくなるなど、いいことづくめ。

今すぐできる３つの方法をお教えします。

その①★骨盤底筋《こつばんていきん》を締めるエクササイズ

骨盤底筋とは、骨盤の底にあり、膀胱《ぼうこう》や子宮が下がらないように支えている筋肉です。この筋肉を鍛えると腟を締めることにつながり、尿もれや痔の予防にもなります。

いつでもどこでも

口から息を吐くタイミングに合わせて、肛門と腟を体の中心に引き上げるようなイメージをしながら、おしりの穴をキュッと締めてみましょう。座っているとき、立っているとき、どちらでもできます。

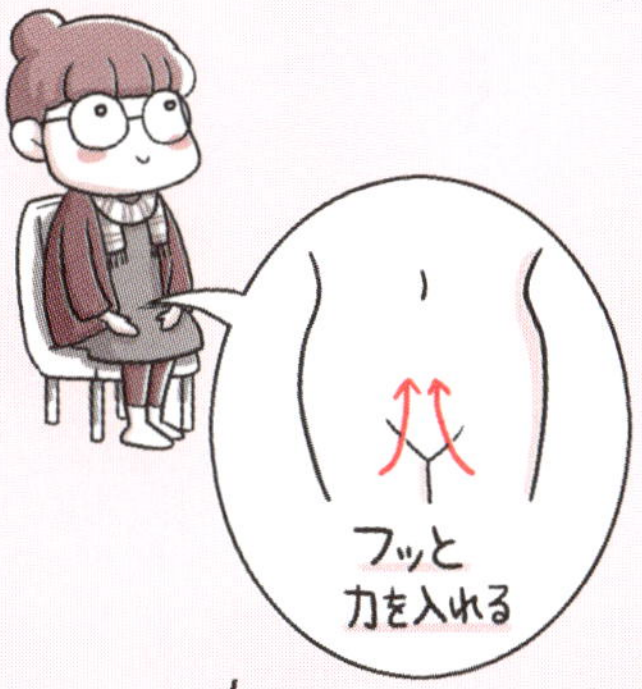

あおむけに寝ながら

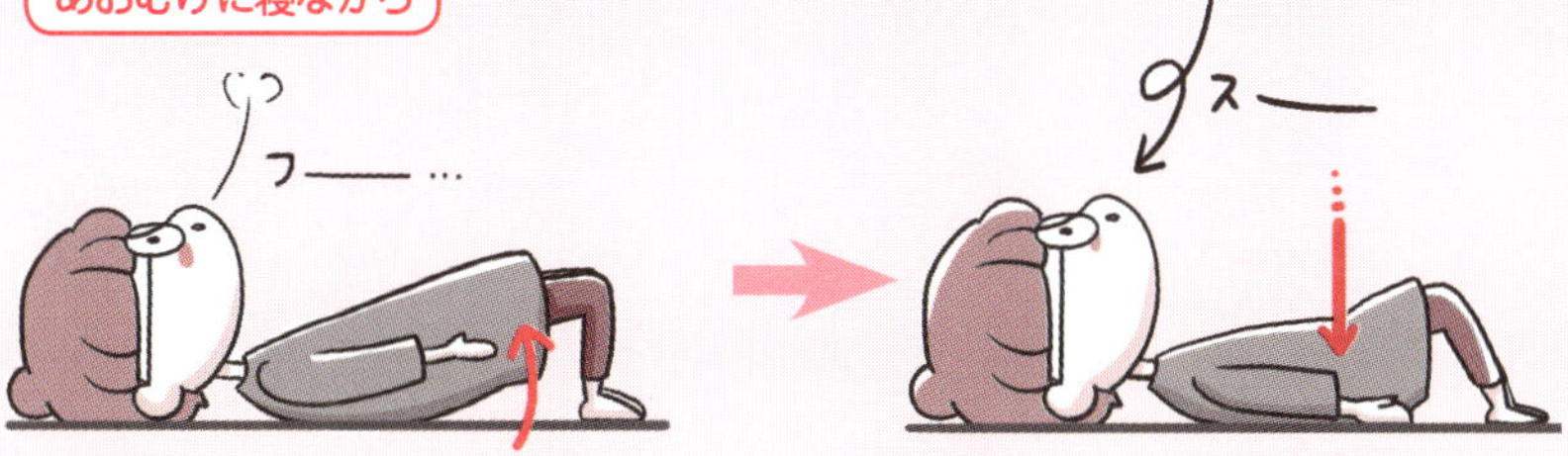

①あおむけになって膝を曲げます。口から息を吐きながらおしりの穴を締めて、ゆっくり腰を上げましょう。

②口から息を吸いながら、おしりの穴をゆるめて腰を床につけます。①②を5回ほどくり返します。

＊腰痛やほかに痛みがあるときは無理をせず、様子を見ながらおこないましょう。

初めての子育ては不安と緊張の連続！

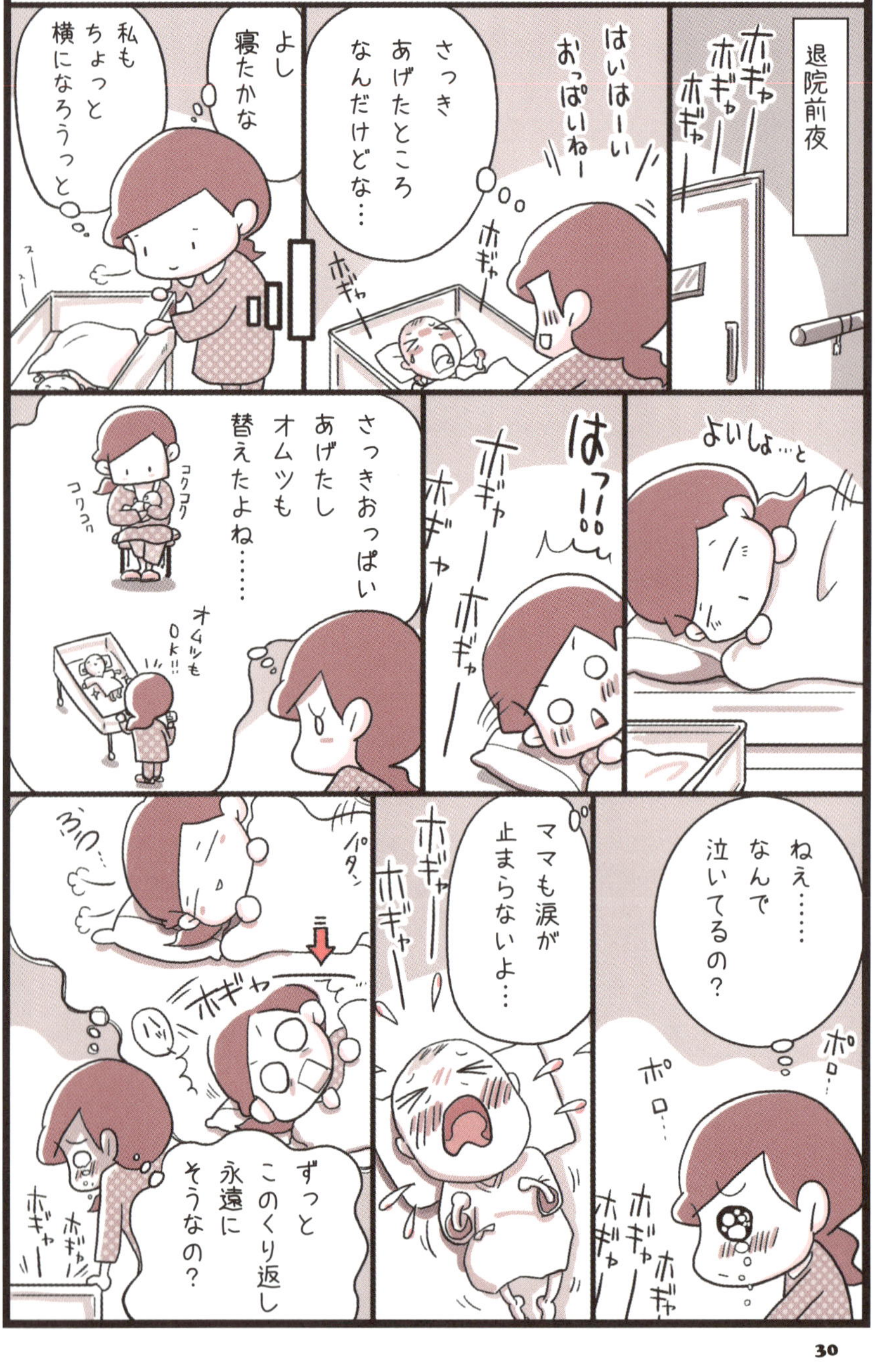
退院前夜
ホギャー
ホギャー
ホギャー
はいはーい
おっぱいねー
さっき
あげたところ
なんだけどな…
ホギャー
ホギャ
よし
寝たかな
私も
ちょっと
横になろうっと
よいしょ…と
はっ!!
ホギャー
ホギャ
ホギャー
ホギャー
さっきおっぱい
あげたし
オムツも
替えたよね……
コクコク
コクコク
オムツも
OK!!
ねえ……
なんで
泣いてるの？
ポロ…
ポロ…
ホギャ
ホギャ
ホギャ
ママも涙が
止まらないよ…
ホギャー
ホギャー
パタン
ホギャー
ハッ
ずっと
このくり返し
永遠に
そうなの？
ホギャー
ホギャ

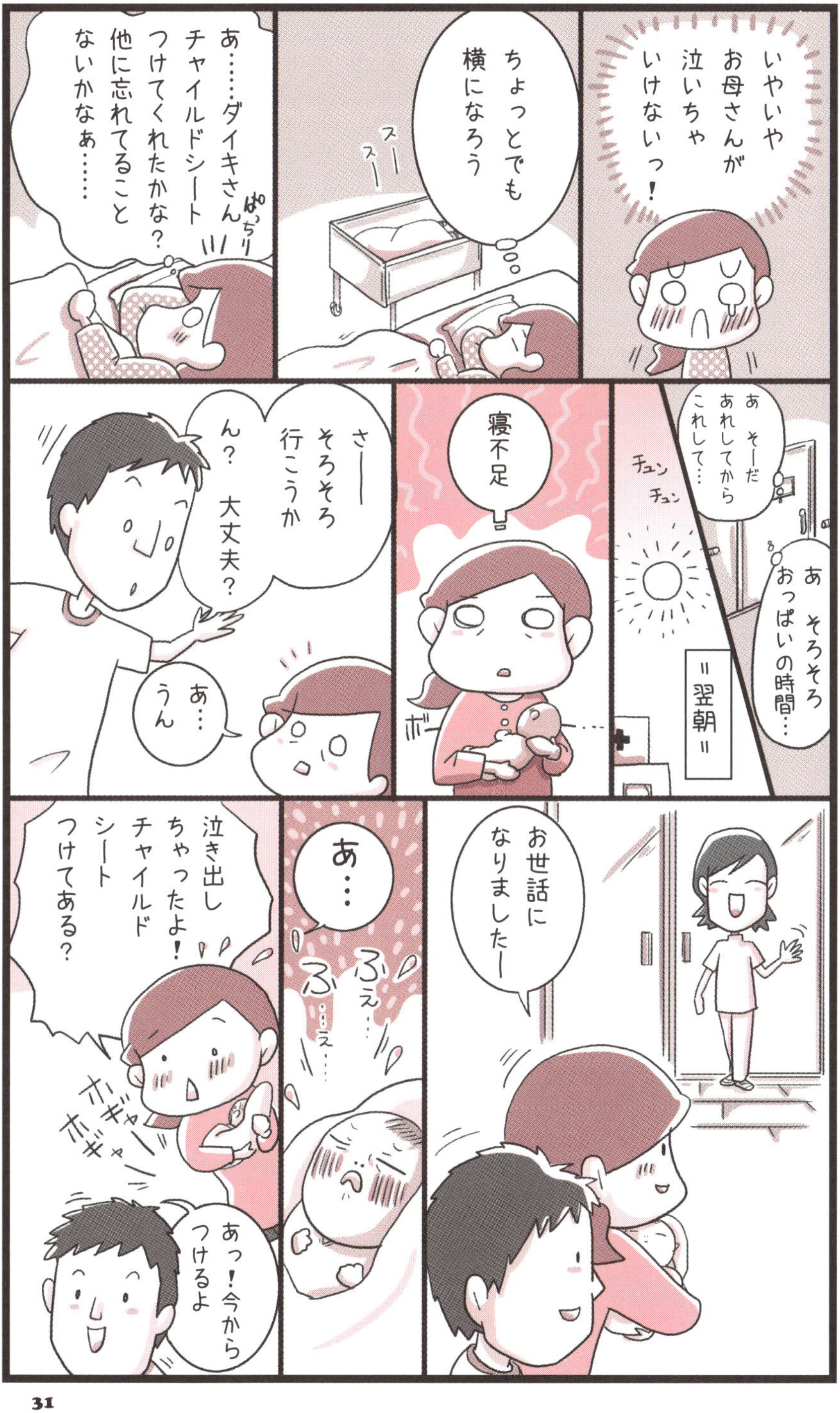
いやいや お母さんが 泣いちゃ いけないっ！
スー スー
ちょっとでも 横になろう
ぱっちり
あ……ダイキさん チャイルドシート つけてくれたかな？ 他に忘れてること ないかなぁ……
＝翌朝＝
チュン チュン
あ そろそろ おっぱいの時間…
あ そーだ あれしてから これして…
寝不足
ボー
さー そろそろ 行こうか
ん？ 大丈夫？
あ… うん
お世話に なりました〜
あ…
ふぇ…
ふ…え…
泣き出し ちゃったよ！ チャイルド シート つけてある？
ホギャ ホギャ
あっ！今から つけるよ

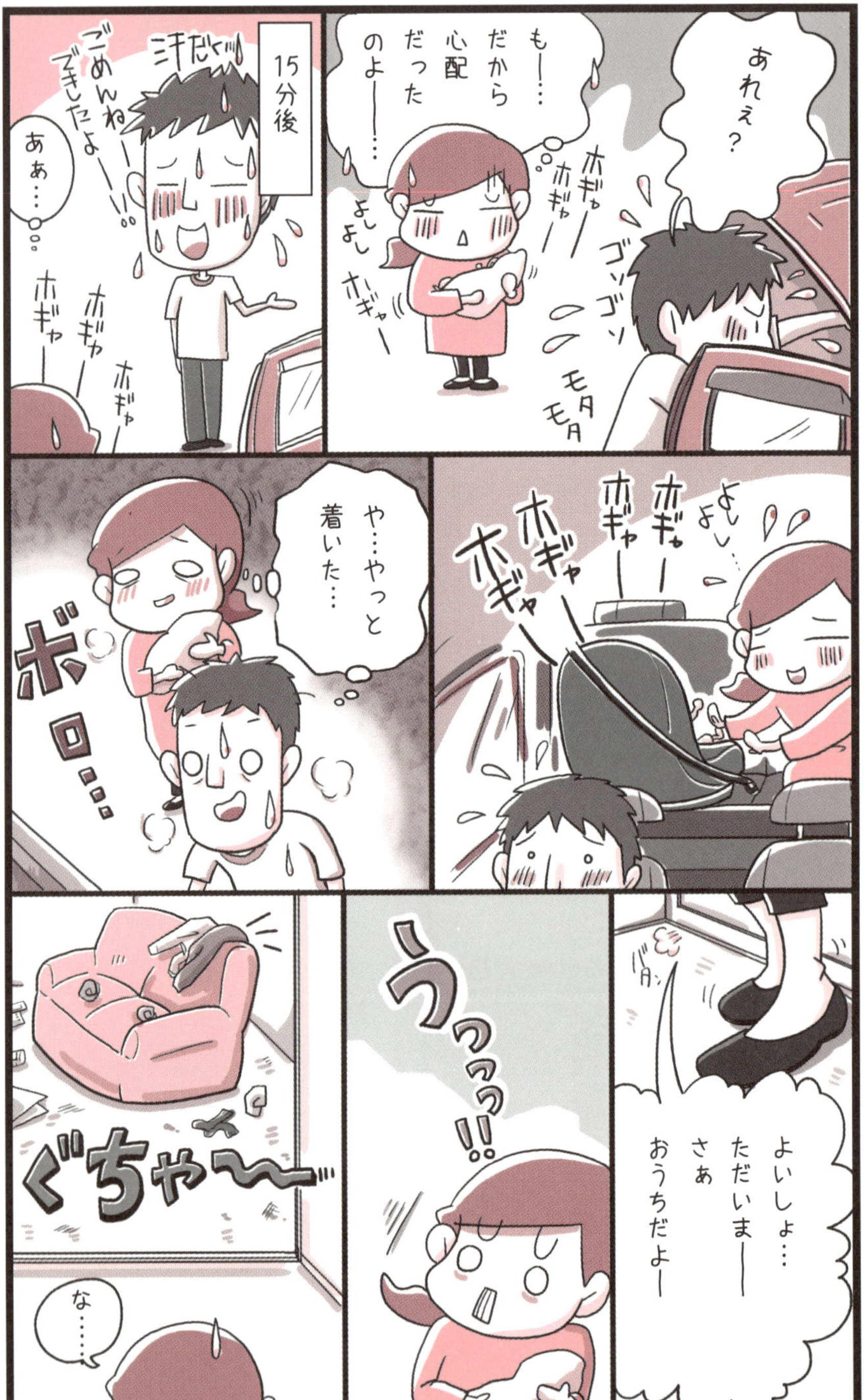
あれぇ？
ホギャー
ホギャー
ゴソゴソ
モタモタ
もー…だから心配だったのよー…
よしよし
ホギャー
15分後
汗だく
ごめんねー!!
できたよー!!
ああ…
ホギャー
ホギャー
ホギャ
よしよし…
ホギャー
ホギャー
ホギャ
ホギャ
や…やっと着いた…
ボロ…
よいしょ…
ただいまーー
さぁ
おうちだよー
バタン
うっっっっ!!
ぐちゃ〜〜
な……

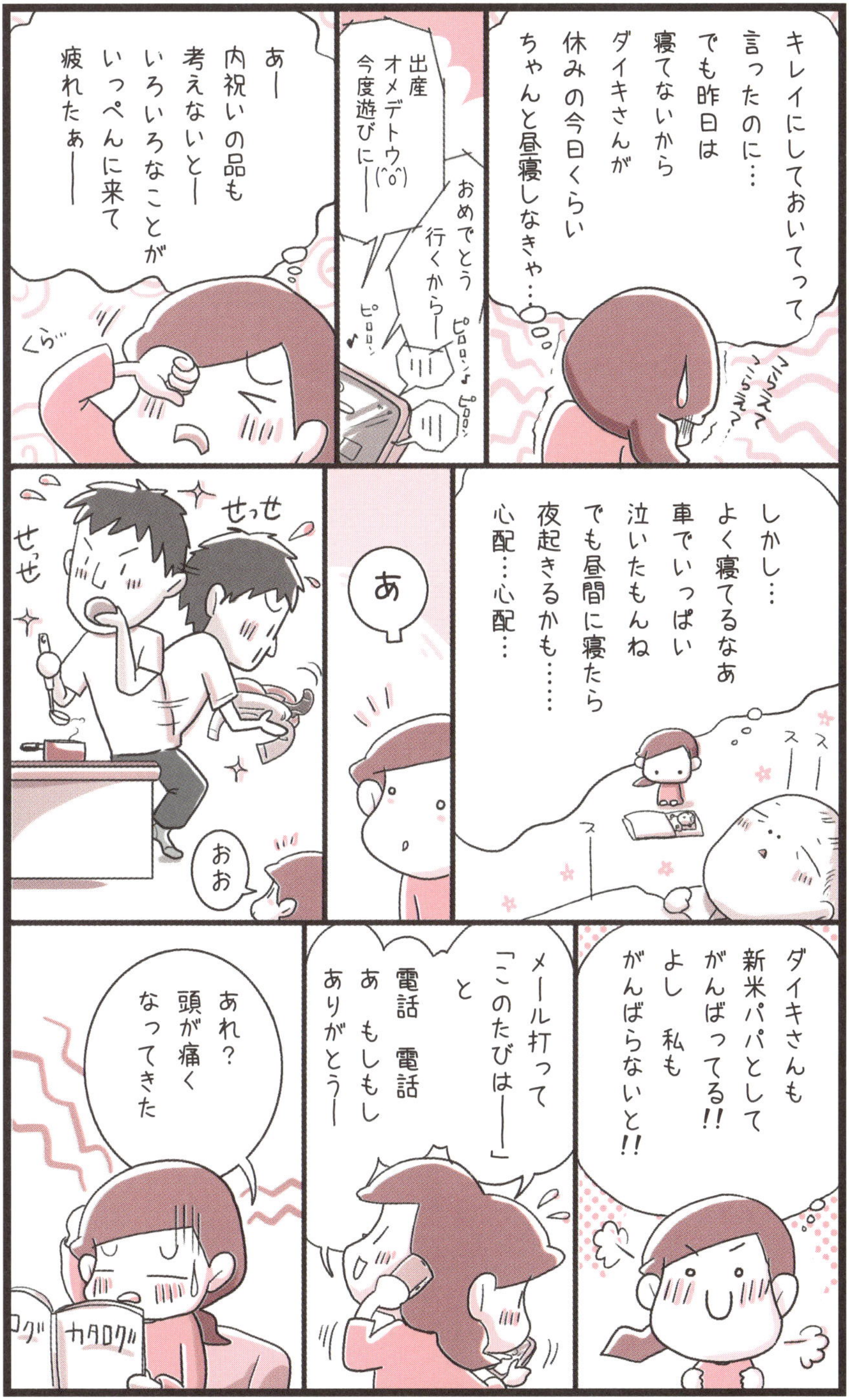
キレイにしておいてって言ったのに…でも昨日は寝てないからダイキさんが休みの今日くらいちゃんと昼寝しなきゃ…
こらえて こらえて
おめでとう 行くからー
出産オメデトウ(^o^) 今度遊びにー
ピロロン♪
ピロロン
あー 内祝いの品も考えないとー いろいろなことがいっぺんに来て疲れたぁーー
くらー
しかし…よく寝てるなあ 車でいっぱい泣いたもんね でも昼間に寝たら夜起きるかも…… 心配…心配…
スー スー
スー
あ
せっせ
せっせ
おお
ダイキさんも新米パパとしてがんばってる!! よし 私もがんばらないと!!
メール打って「このたびはーー」と 電話 電話 あ もしもし ありがとうー
あれ？ 頭が痛くなってきた
カタログ

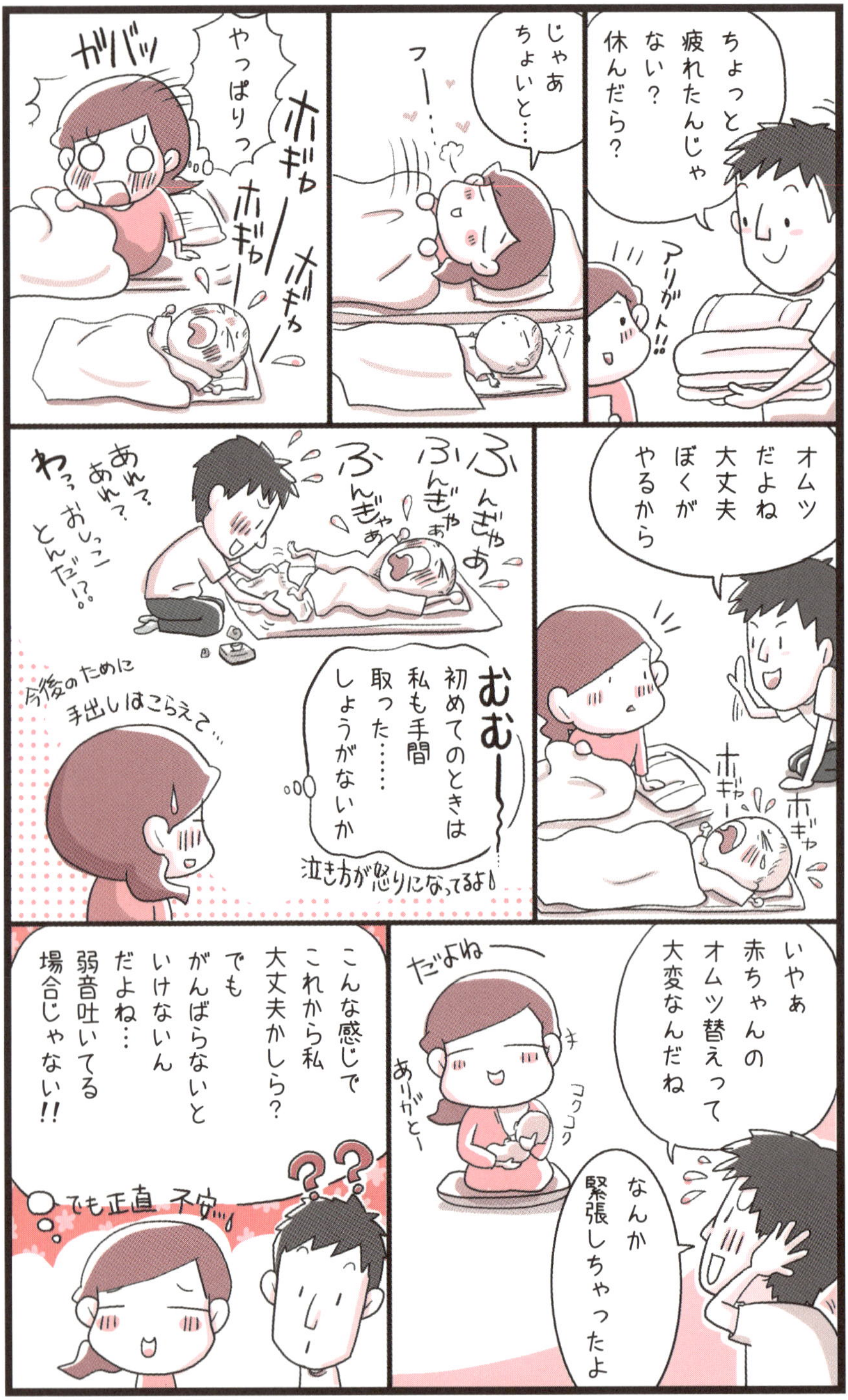
ちょっと疲れたんじゃない？休んだら？
アリガトー!!
じゃあちょいと……
フー……
ガバッ
やっぱりっ
ホギャー
ホギャー
ホギャー
オムツだよね大丈夫ぼくがやるから
ホギャー
ホギャー
ふんぎゃあ
ふんぎゃあ
わっ あれっ あれっ おしっことんだ!?
むむー
初めてのときは私も手間取った……しょうがないか
泣き方が怒りになってるよ！
今後のために手出しはこらえて…
いやぁ赤ちゃんのオムツ替えって大変なんだね
なんか緊張しちゃったよ
だよねー
ありがとー
コクコク
こんな感じでこれから私大丈夫かしら？でもがんばらないといけないんだよね…弱音吐いてる場合じゃない!!
でも正直不安…

てるさんからのアドバイス

赤ちゃんにはどんどん声をかけて

はじめての育児は不安と緊張でいっぱいですよね。それは、パートナーも同じです。とくに男性は、自分で子どもをおなかに宿したわけでもなく、産んだわけでもないので、赤ちゃんに触れてお世話をすることに緊張する人も多いのです。

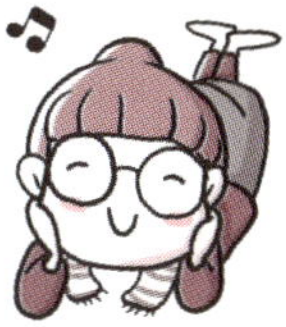

子どもへの愛着を形成させるためにも、パパもママも赤ちゃんが泣いていたら「大丈夫だよ～」「おむつを替えるよ」「抱っこするよ」と必ず声をかけて向き合うようにしましょう。

まだ、言葉がわからないから、なんて思わないで。赤ちゃんはしゃべれないだけで、声の調子やその時の雰囲気などからいろいろなことがわかる力を持って生まれてきています。しゃべれるようになってから声をかけるのではなく、生まれた直後から、どんどん声をかけましょう。お母さん自身の心にも、その声が響いてきます。

また、きょうだいがいる場合、目の前の赤ちゃんに対してよりも、お兄ちゃん、お姉ちゃんが気になることも多いでしょう。そんなときは、赤ちゃんが眠っている時間に、しっかりと上の子に、「あなたが大好きだよ、あなたを愛しているよ」などと言葉をかけながらスキンシップをしてあげてください。ママに大切にしてもらっていると感じることで、上の子の心が安定してきます。

期間限定の「母体」を楽しもう

妊娠・出産をすると、女性の体は「母体」に変化していきます。

もっとも大きな変化は、母乳が出ること。母乳の出は個人差がありますが、赤ちゃんが卒乳できるまでは授乳が続きます。

「授乳」は人生の中で、この時期しかできない貴重な体験です。赤ちゃんの柔らかい肌に触れることで、幸せを感じやすくなるホルモン「オキシトシン」（24ページ参照）がたっぷり出てきます。赤ちゃんとの触れ合いは、あなた自身の安らぎを感じる時間にもなるのです。

なかなか母乳が出なくてミルクで育てている、という方も焦らずに、ときにはカンガルーケアをしてください。胸元を少し開いて、直接赤ちゃんと肌を密着してみてください。オキシトシンがしっかり分泌されます。

また、この時期の女性はとくに、ヒナを守るお母さん鳥のような、母親としての本能が強くあらわれます。ときには、ヒナ（赤ちゃん）を守るために、まわりに攻撃的になったりすることもあるかもしれませんが、それも大きな愛情ゆえのこと。心底「愛おしい」「命をかけて守りたい」という本当の愛情を感じられる時期でもあるのです。

「出産を通して、さなぎが蝶になるように美しい女性へと変身できた!」と感じられると、体も喜びます。女性の体の神秘的で特別な感覚の時期を、味わいつくしてくださいね。

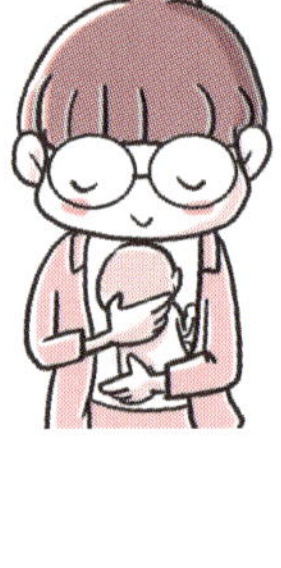

Chapter 2

どうしてこんなにブルーな気持ち？

産後、なぜか心がスッキリしないというママは多いもの。そこで、ブルーな気持ちになりがちなママを8つのタイプに分けました。複数のタイプに当てはまることもあるので、1〜8まで全部読んでみてくださいね。自分を知って、心の糸がほどけるきっかけを知りましょう。

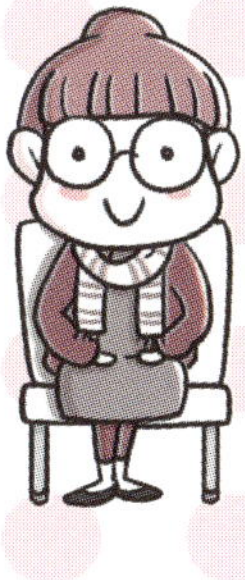

1

「がんばりやさん」ですか？

- 努力が大好き。どちらかというと、苦労をいとわない
- 小さいころは「いい子」で育った
- なんでも自分ひとりで解決しようとする
- 人に弱みを見せるのが苦手
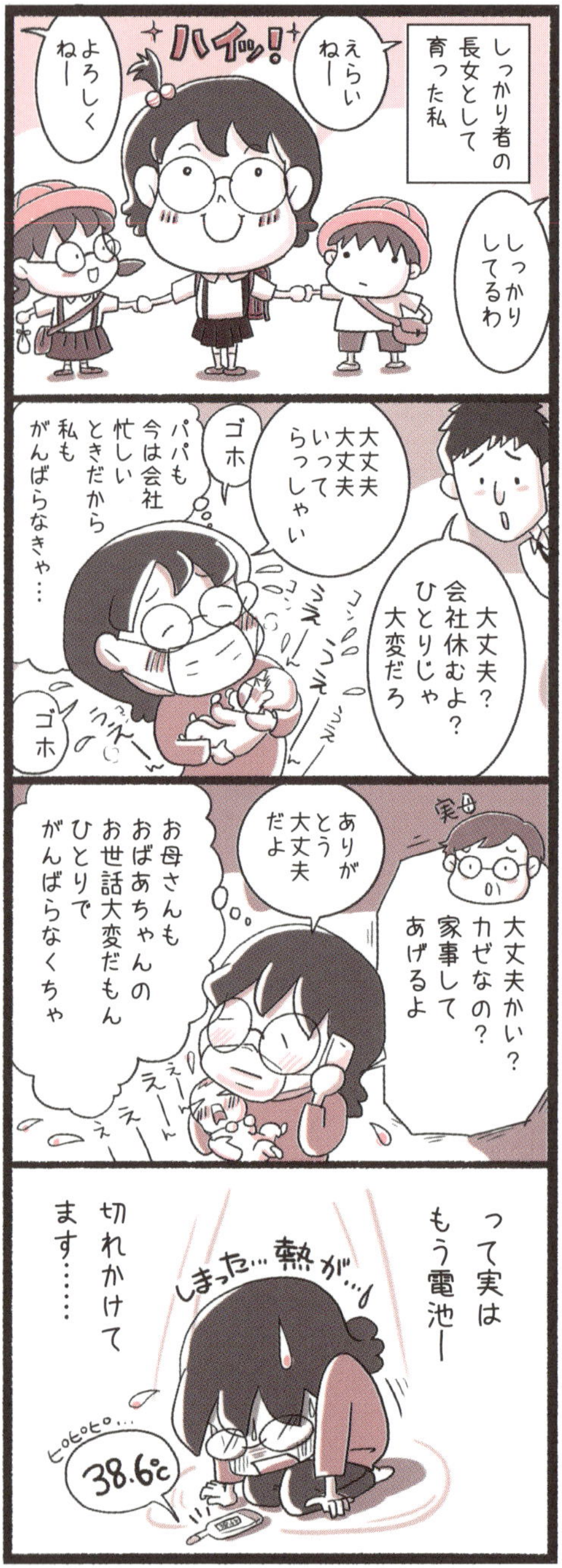
しっかり者の長女として育った私
しっかりしてるわ
えらいねー
ハイッ!
よろしくねー
大丈夫？会社休むよ？ひとりじゃ大変だろ
大丈夫大丈夫いってらっしゃい
ゴホ
パパも今は会社忙しいときだから私もがんばらなきゃ…
ゴホ
実母
大丈夫かい？カゼなの？家事してあげるよ
ありがとう大丈夫だよ
お母さんもおばあちゃんのお世話大変だもんひとりでがんばらなくちゃ
えーんえーん
って実はもう電池ー
切れかけてます……
しまった…熱が…!
ピピピピ…
38.6℃

自分ひとりで抱え込み、手放せない

子どものころから、「いい子だね」「しっかり者だね」とまわりから言われて育ってきた人や、長女という立場上「自分がちゃんとやらなきゃ」と思って、なんでもこなしてきた人によく見られます。「いい子」でいることが当たり前なので、いろいろな人に気を使ってがんばりすぎてしまう傾向が裏目に出てしまいます。

ほかの人に頼んで気をもむくらいなら、自分でやったほうが早いし、もし誰かに頼んで嫌な顔をされるのも気分がよくないからと、自分でやってしまいます。

赤ちゃんのお世話も他人にはなかなか任せられません。本当は助けてほしいのに、「助けて～」のひと言がなかなか言えません。「自分でなんとかしなければ……」とひとりで抱え込んでがんばりすぎてしまいます。その結果、体に無理がかかり、心の元気が奪われてしまうこともしばしば。

産後、体が本調子ではなくても、「これくらいできる」と動いてしまい、力の抜きどころがわからず、心も体もクタクタになってしまいます。

まずは、**誰かに「手伝ってほしい」と頼る勇気を持ちましょう**。まわりの手を借りることで困ったときに助け合うという社会性が生まれ、育児が楽になります。

★ 何事もひとりで抱え込まず、誰かに頼る勇気を持つ

2 「計画どおりにしないと気がすまないタイプ」ですか？

・いつもスケジュールを決めている
・まがったことが嫌いで、まじめ。融通がきかない
・予定どおりでないと落ち着かない
・マイパターンや自分のことは、十分にわかっているつもりだと思っている

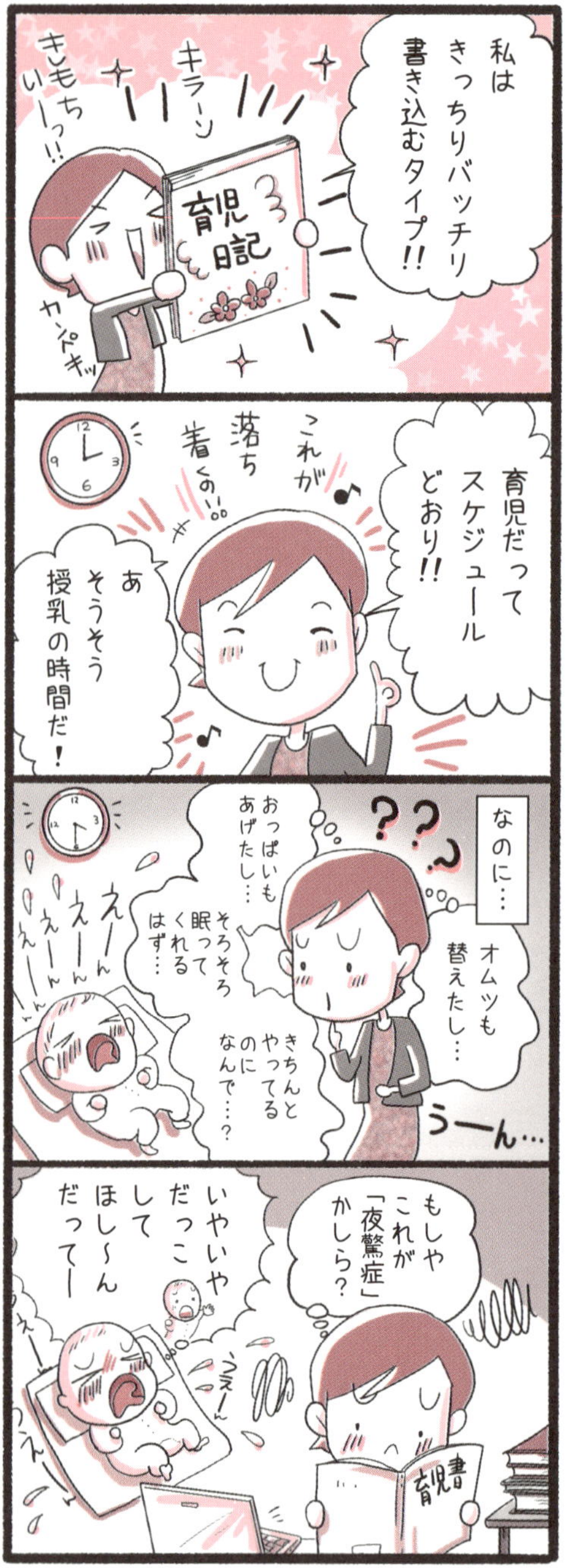
私は きっちりバッチリ 書き込むタイプ!!
キラーン
きもちいーっ!!
育児日記
カンペキッ
育児だって スケジュールどおり!!
これが落ち着くの!!
あ そうそう 授乳の時間だ!
なのに…
オムツも替えたし…
おっぱいもあげたし…
そろそろ眠ってくれるはず…
きちんとやってるのになんで…?
えーん えーん えーん
うーん…
もしやこれが「夜驚症」かしら?
いやいやだっこしてほし～んだってー
うえーん
育児書

まじめで、リラックスすることができない

きちんとしていないとダメなタイプ。スケジュールどおりに事が運ぶことが何よりもの安心で、なんでも自分で管理したい性格の人です。

誠実だからこそ「もっときちんとしなければ！」と思いがちですが、心が緊張していると、赤ちゃんもママの不安感や緊張感を感じてご機嫌ななめに……。

まじめなことはとても素晴らしいことですが、**育児には「ま、いいか」といった気をふっと抜く瞬間も大切**。子育ては思いどおりにコントロールできるものではありません。

子育てが初めての方は、**育児書はあくまでも「参考書」と思ってください**。子どもは10人いれば10人違った個性があります。きょうだいを育てていても、同じようにはいかないということもぜひ知って、大きな気持ちで赤ちゃんを受け止めてあげましょう。

わが子のことを一番理解できるのは、育児書ではなく、あなた自身ということを忘れずに。あなたが笑顔でほっこりすると、子どももその影響を受けてよく笑うようになります。そんなわが子を「愛おしい」と感じてください。

★子育ては思いどおりにならなくて当たり前。「ま、いいか」も大切に！

3

「人に頼まれると断れないタイプ」ですか？

・自分よりもまわりを優先する
・まわりからの評価が気になる
・誰からも嫌われたくないと思っている
・人に頼るのは苦手。頼まれ事は断れない

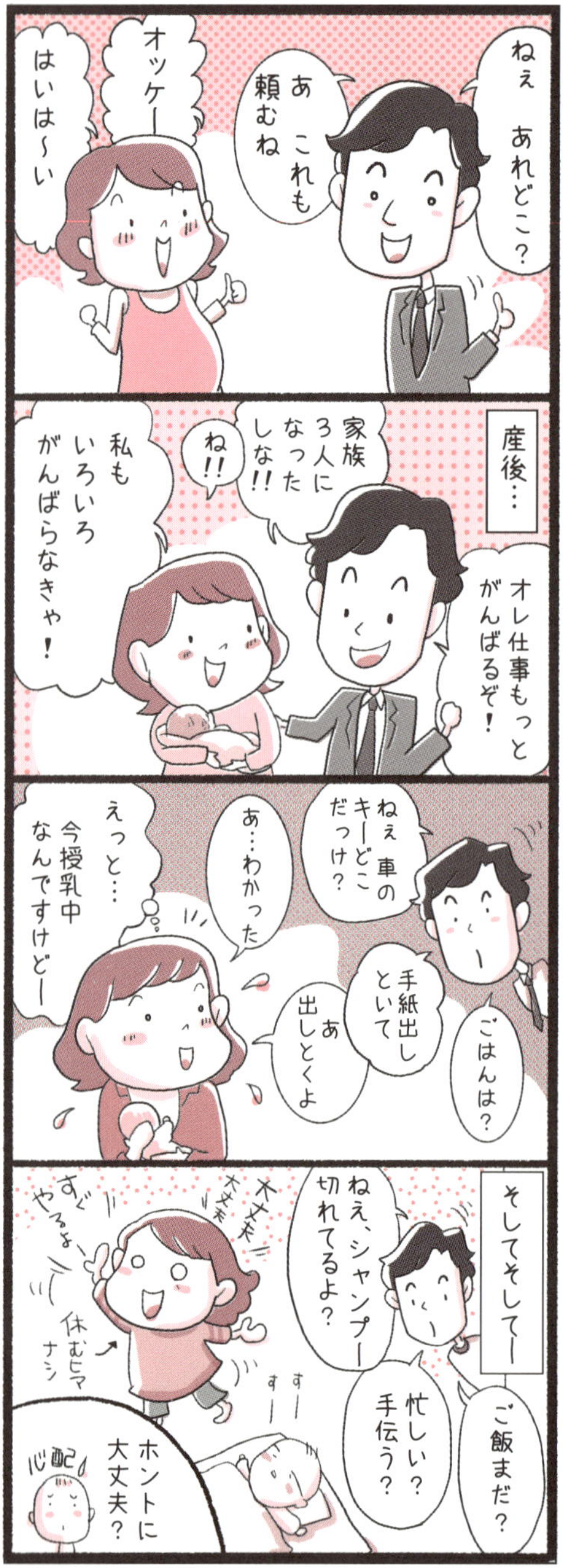

ねえ あれどこ？
あ これも頼むね
オッケー
はいは～い
産後…
オレ仕事もっとがんばるぞ！
家族3人になったしな!!
ね!!
私もいろいろがんばらなきゃ！
ねえ 車のキーどこだっけ？
あ…わかった
ごはんは？
手紙出しといて
あ 出しとくよ
えっと…今授乳中なんですけど～
そしてそして～
ねえ、シャンプー切れてるよ？
ご飯まだ？
忙しい？手伝う？
大丈夫大丈夫
すぐやるよ
休むヒマナシ
すーすー
ホントに大丈夫？
心配

●他人優先で、自分の気持ちは置き去りに

ついつい、人の頼みを引き受けてしまったり、自分よりもまわりを優先することが日常になったりしていませんか？

「自分よりも他人を優先する」というのは、一見ステキなことに見えますが、自分の気持ちをそっちのけにしていると、自分が置き去りになってしまうことがあります。

頼まれたことを引き受ける場合、心からしてあげたいと思い、自分も「心地よい」のならいいのですが、「えー…、本当は忙しいけど（よく見られたいし）」「断って嫌われたらどうしよう」という思いから引き受けるのはよくありません。

「自分の気持ち」を大切にしないと、自己肯定感が下がり、やる気を奪うこともあるのです。思い当たる人は、**「自分はどうしたいか」という自分軸を持って、まわりの人のお願いを聞くようにしましょう。そのうえで、できないことはできないと断る勇気を持つこと。**

とくに、産後はどうしても赤ちゃんが優先になりますから、それ以外に頼まれ事を抱え込むと、心がくもってしまうことがあります。自分の気持ちを大事にして、まわりとのかかわりを持つことで、心が晴れていくはずです。

★「自分はどうしたいか」を大切に。できないことはできないと断ろう

4 「デキる女性」いわゆる「キャリアウーマンタイプ」ですか？

・直感よりデータを信じるなど、頭で理解するほう
・勉強家で知識欲がある
・努力は必ず形になると信じて仕事をし、成果をあげてきた
・過去のことや未来のことが気になる

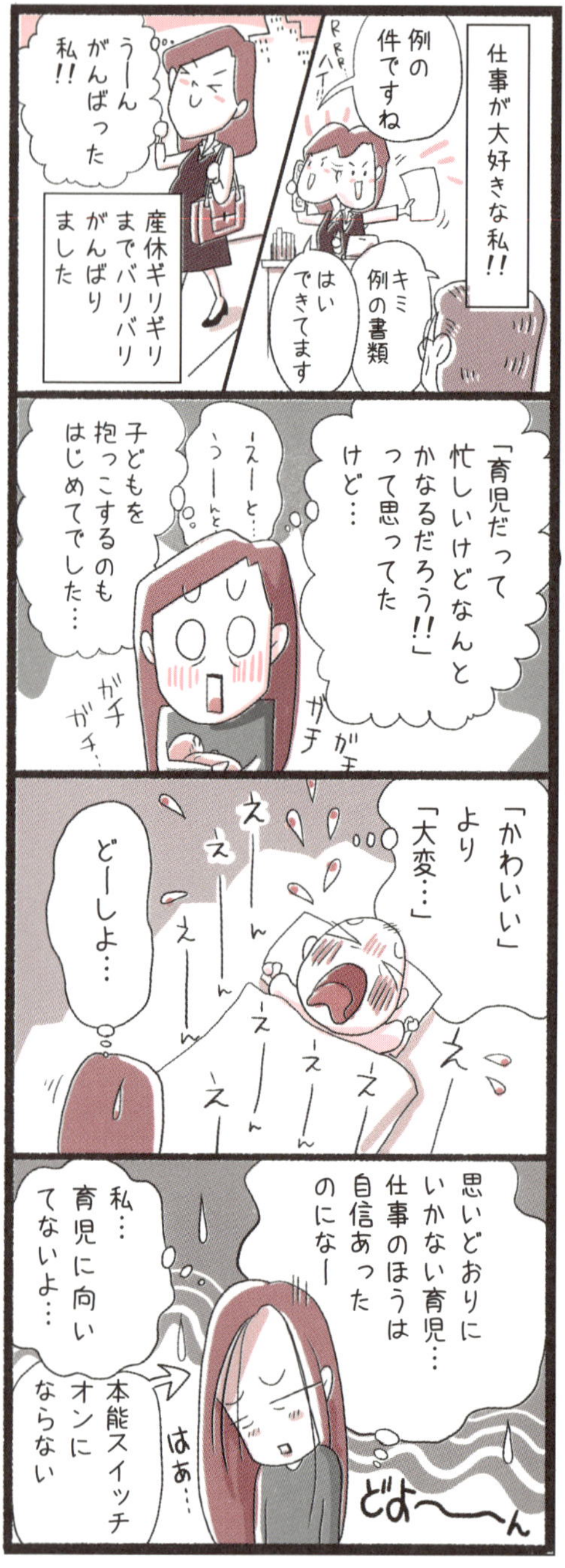

●感覚よりも思考を優先する人

仕事歴が長く、自分の実力を発揮して社会でバリバリ活躍していた女性が子育てに直面したときに、心身のバランスを崩すことがあります。ビジネスの世界では「思考」が大きな武器になりますが、子育てではまさに動物的な感覚が必要になります。

ひと昔前は、「泣き声で何を要求しているのかがわかる」とか、「お乳が張ってきたから、そろそろ授乳の時間」など、感覚を頼りに育児をしてきました。母親スイッチをオンにするためには、動物的な本能の感覚で物事をとらえる必要があるのです。

しかし、今は情報があふれるほどある分、知識でいっぱい。知識の多さが邪魔をして感覚がオンモードになりきれず、思いどおりにならない育児に罪悪感や敗北感を感じ、自分を責めたり、「この子のせいで私はキャリアを断念しなきゃいけなかった」などと、赤ちゃんに対して否定的な気持ちがわきあがったりしてしまいます。

そんなときは、仕事のことはいったん脇において、**赤ちゃんを抱っこしながらわが子のぬくもりを感じてみましょう**。「今、感じていること」を大切にして毎日を過ごすことで、あなたの中に眠っていた「動物としての本能の感覚」が呼び覚まされます。

本能を信じて、今、感じていることを大切にする

5 「〜でなければいけない」と決めつけがちですか？

・「○○すべき」「絶対○○」が口ぐせ
・まわりに「几帳面だね」と言われる
・お手本となる人が身近にいて、いつも目標にしている
・価値観の違いが受け入れられない

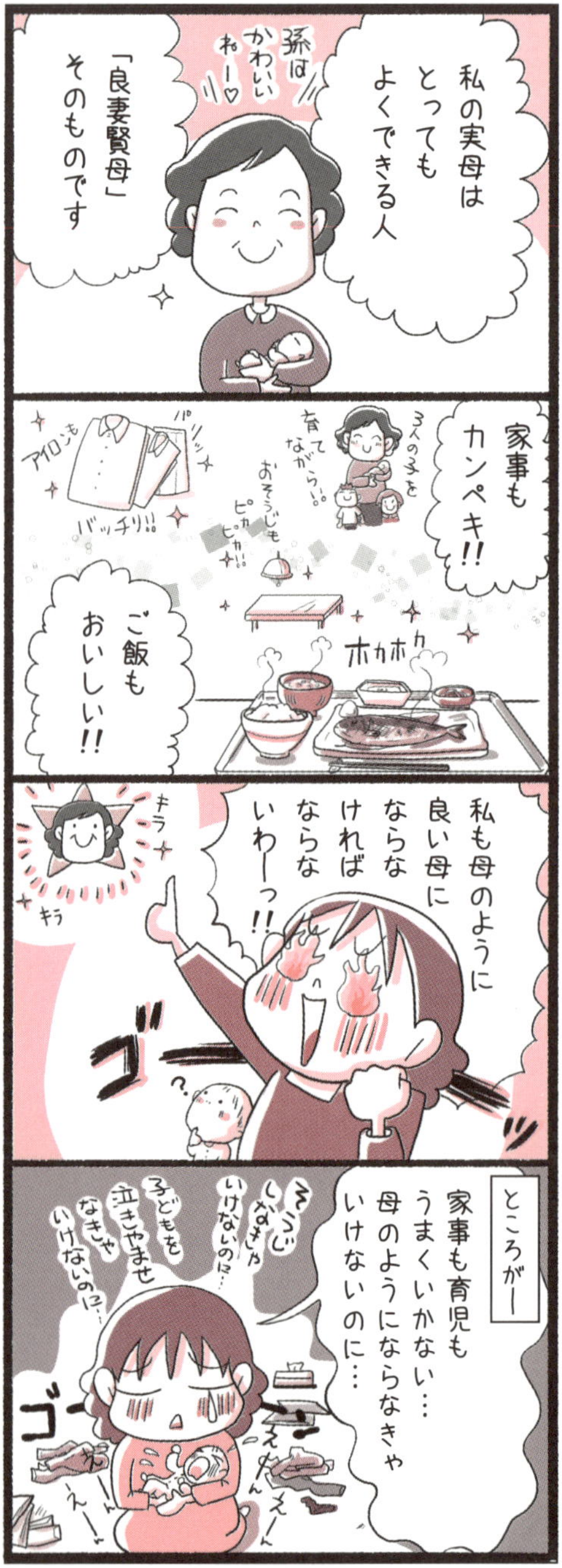
私の実母はとってもよくできる人
孫はかわいいねー♡
「良妻賢母」そのものです
家事もカンペキ!!
3人の子を育てながら…。
パリッ
アイロンもバッチリ!!
おそうじもピカピカ!!
ホカホカ
ご飯もおいしい!!
私も母のように良い母にならなければならないわーっ!!
キラ
キラ
ゴーッ
ところがー
家事も育児もうまくいかない… 母のようにならなきゃいけないのに…
そうじしなきゃいけないのに…
子どもを泣きやませなきゃいけないのに…
ゴー

●思い込みにしばられて、がんじがらめ！

「良いお母さんでなければならない」「赤ちゃんは泣かせてはいけない」など、いろいろな思い込みにしばられていませんか？

「○○であるべき」「でも」「だって」「……」とついつい条件をつけて、自分の思いや行動をしばってしまうと、子育てはつらいものになってしまいます。なぜなら、子育ては「生《なま》もの」、その場その場で臨機応変に対応することが求められるものだからです。

とくに、自分の母親（実母）が完璧なお母さん（良妻賢母）で、母のようにならなければ、という気持ちでいると、がんばっても理想どおりにいかないむなしさを抱え、精神的に不安定になってしまうこともあります。母親とあなたは同じになれなくて当たり前。母親と自分の関係と、自分と赤ちゃんとの関係は、まったく別のものなのです。

自分に「○○ができないからダメ！」とバッテンをつけるのはやめましょう。反省はいいことですが、自分を責めすぎないようにしてください。思い込みを手放して、**自分自身の心と体が喜んでいるか、赤ちゃんに幸せな笑顔を向けられているかを感じてみましょう。**

★心と体を喜ばせてあげることを最優先に

6

「母親の愛情を十分に受けてこなかった」と感じていますか？

・母親に愛されていない、と感じている
・自分を否定することが多い
・わが子をかわいいと思えないことがある
・家族の団らんイメージがわかない

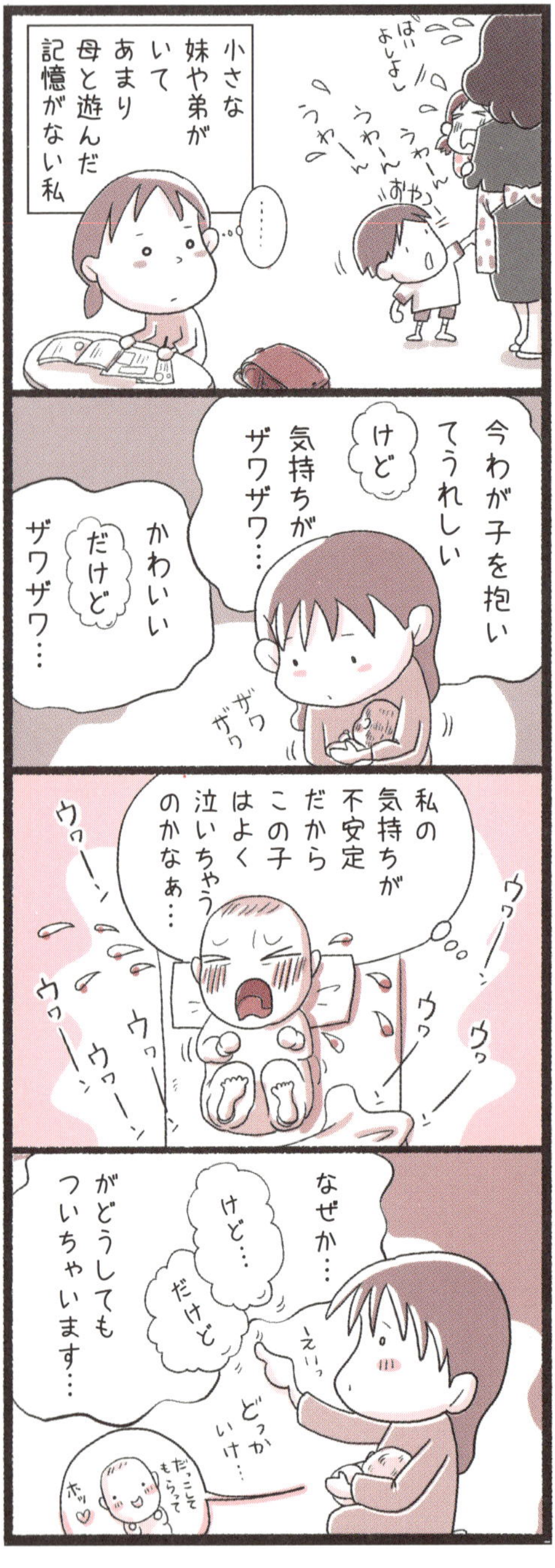

小さな妹や弟がいてあまり母と遊んだ記憶がない私
はいよしよし
うわーん
おやつー
……
今わが子を抱いてうれしい
けど
気持ちがザワザワ…
かわいい
だけど
ザワザワ…
ザワザワ
私の気持ちが不安定だからこの子はよく泣いちゃうのかなぁ…
ウァーン
なぜか…
けど…
だけど
がどうしてもついちゃいます…
えいっ
どっかいけ…
だっこしてもらって
ホッ♡

●子どもを授かったものの愛し方がわからない

とても忙しいお母さんで話をちゃんと聞いてくれたことがない、きょうだいが多くて自分はいつも後回しにされた……などという記憶はありませんか？

母親から愛された感覚がないと、わが子を産んでも「愛し方がわからない」「赤ちゃんがかわいいと思えない」「こんなこと誰にも言えないけれど、そもそも妊娠したことに戸惑いがあった」と思っている人も多いのです。

そんな思いを抱えながら、赤ちゃんと向き合う時間は、本当につらいことでしょう。でも、ママになって100人が100人とも、わが子を素直に「かわいい！」と思えるかというと、決してそんなことはありません。私は今まで「赤ちゃんがかわいいと思えない」という何人ものママに出会ってきました。そのなかには、「母親に愛されなかった」という幼少期の体験を引きずったまま親になった人もたくさんいました。

わが子をかわいいと思えないときは、「子どものころのつらい思いを癒すために、この子を授かったのかもしれない」**「子どもは、愛を教えてくれる先生なんだ」と思って接してみましょう。「わが子をかわいいと思えない自分」を否定せずに、ともに歩む気持ちで向き合ってみる**と、きっといろいろな気づきに出会えるようになると思います。

★心にわいた思いは否定せず、認めてあげる

7

「親離れできていない」と感じていますか？

・何かあるとすぐ実家に帰る
・自分の家庭より実家が大事で、重要なことは親の決定に従う
・親が自分を甘やかしすぎていると感じることがある
・思いどおりにならないと、怒りやイライラを覚える

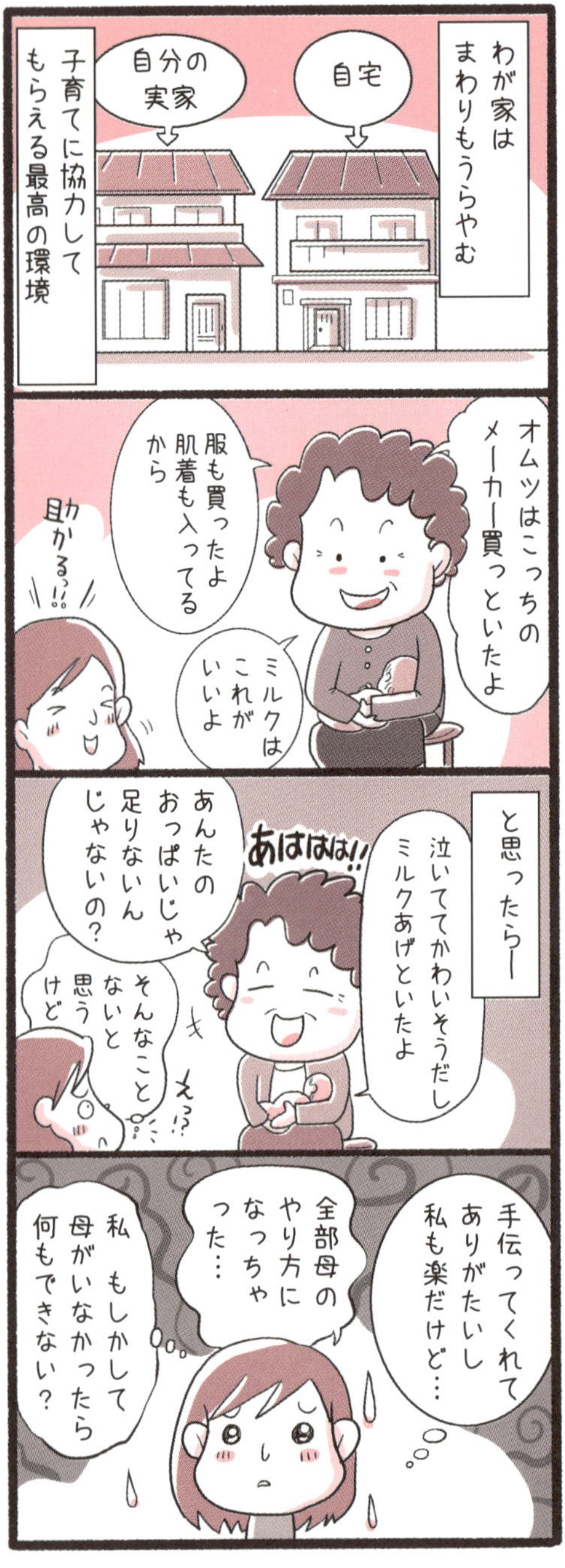
わが家は まわりもうらやむ
自宅
自分の実家
子育てに協力してもらえる最高の環境
オムツはこっちのメーカー買っといたよ
服も買ったよ 肌着も入ってるから
ミルクはこれがいいよ
助かるっ!!
と思ったらー
泣いててかわいそうだしミルクあげといたよ
あははは!!
あんたのおっぱいじゃ足りないんじゃないの？
そんなことないと思うけど
え?!
手伝ってくれてありがたいし私も楽だけど…
全部母のやり方になっちゃった…
私 もしかして母がいなかったら何もできない？

●母親の言うことがなんたって一番？

結婚し、子どもが生まれてからも必要以上に実家に頼る大人が増えています。とくに「実母」に頼りきったまま親になった人も多く見かけます。

自分と実母の思いは一致しているように感じるので、どんなことも母親に選択を任せるなど、甘えが度を越しがちです。もちろん、とても若い年齢で出産した場合など、親の支援が必要なケースもありますが、母親の言うことに依存してしまうと、自分の気持ちが消化されず、「自分らしさ」が実感できず、モヤモヤがたまっていきます。

まず**「母親」と「自分」をしっかり区別し、心の境界線を持ちましょう。**母親はもちろんあなたのために親切でやってくれているのでしょうが、時にその親切が「過干渉」となり、心の境界線をこえて、あなたの心に踏み込んでくることがあります。

たとえば、あなたが探し物をしているとき、声をかけずにあなたのカバンを勝手にあけている……。それになんとなく違和感を持ったら、「心配してくれるのはわかるけど、そこまではしてくれなくていい」と言葉で伝えましょう。

ひとつひとつの積み重ねが、母親との関係を見直すきっかけになっていきます。

★母親との間に心の境界線を持つ

8 スマートフォンやタブレットを手放せませんか?

・気がつくとスマートフォンやタブレット端末を見ている
・育児で気になることがあると、すぐにWEB検索をしてしまう
・便利グッズなどの情報を聞くと、すぐにネットショップで購入してしまう

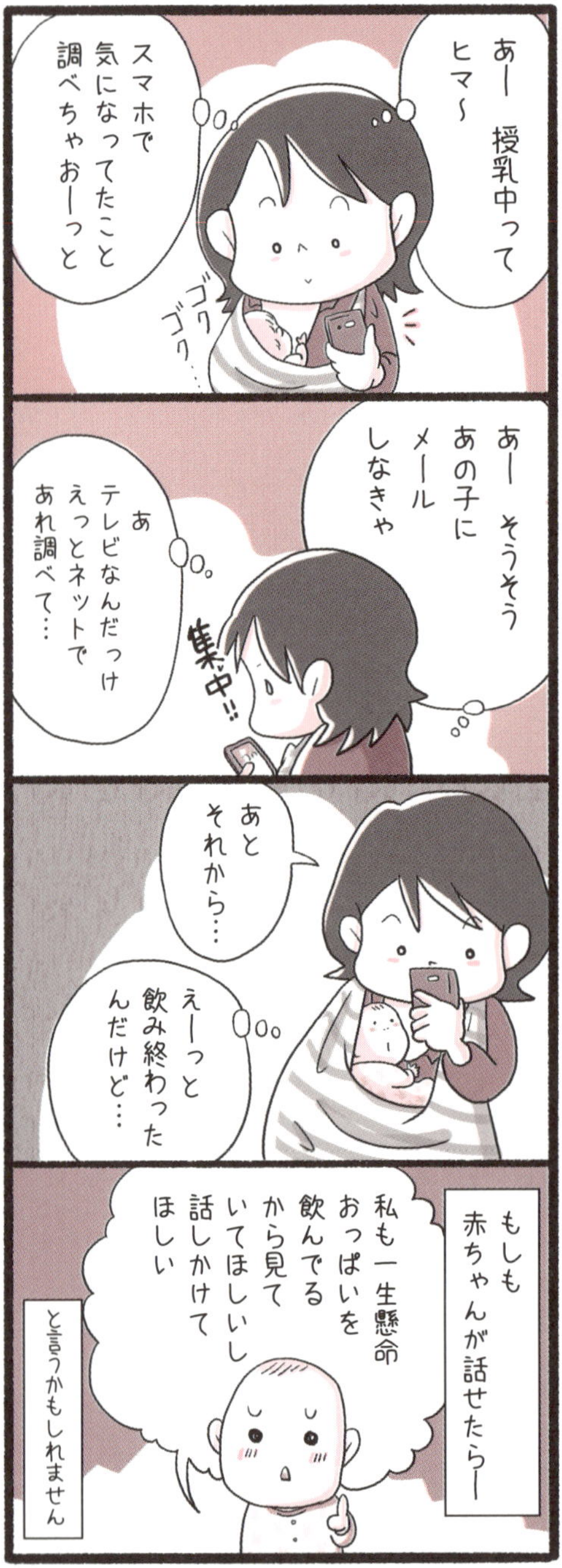
あー 授乳中ってヒマ～
スマホで気になってたこと調べちゃおーっと
ゴクゴク…
あー そうそうあの子にメールしなきゃ
集中!!
あ テレビなんだっけ えっとネットで あれ調べて…
あと それから…
えーっと 飲み終わったんだけど…
もしも赤ちゃんが話せたらー
私も一生懸命おっぱいを飲んでるから見ていてほしいし話しかけてほしい
と言うかもしれません

●つい授乳中もWEB情報が気になってしまいがち

スマートフォンやタブレットをいつも手放せず、WEBの情報に頼りがちのタイプです。少しでも子育てが思いどおりにいかないと、何がいけないのかネットで検索、すると、検索中にまた別の問題に出合い、さらに検索……。調べている間は子どもを見る時間も、自分の時間もなくなり、さらに焦りを募らせる悪循環にはまってしまいます。たしかに、スマートフォンやタブレットは、すぐに調べものもできて便利ですが、少しだけ手元から離す時間を意識してつくってみましょう。

情報はひっきりなしに流れてきますが、子育てには、これだという正解はありません。目の前の赤ちゃんとの時間を大切にすることを心がけ、心配なことは、まわりの人（ご主人や友人など）に直接相談すると、案外、単純な解決策が見つかることがあります。

授乳をしながら携帯電話をいじっているお母さんも多いのですが、**赤ちゃんは、たとえまだ話せなくても、いつだって、お母さんとコミュニケーションをとりたがっているものです。**授乳の時間は、赤ちゃんとの会話の時間と決めて、目を見ながらほほえみかけてみましょう。赤ちゃんを、より愛おしく感じられるようになるはずです。

★赤ちゃんと向き合う時間は、その温もりを十分に感じてみましょう

長女シンドロームって？

いろいろな方とお話しをするなかで、長女で「おねえちゃん」だった人に共通する傾向があることに気づきました。私はそれを、「長女シンドローム」と名づけています。長女は母親にとってはじめての子育てなので、自分のようになってほしい（逆に自分のようにさせたくない）と、きびしくしつけられる傾向にあります。

その結果、真面目で、誠実、責任感もあり、志もある……しっかりした「長女」として成長していきます。その反面、「お母さんに愛されていない」という思いにかられる人も多いのです。

そして、そのような人がお母さんになると、かつての母親と同じように「自分のようになってはいけない（自分のようにしっかりしてほしい）」という思いで子育てをするので、子どもを期待でしばってしまったり、純粋に「かわいい」と思えなかったりしてしまうことがあります。

一方、子どもはお母さんに心配や不安を向けられると、それを敏感に感じ取り、反応しようとします。たとえば、二人目の子は抱っこをしなくてもあっさり寝るのに、初めての子は小さな物音ひとつでも目が覚めるほど敏感というのも、お母さん自身が緊張状態での子育てをしていたからかもしれません。

長女で母親から愛されていないと感じている人がいたら、「母親も一生懸命だったんだ」と気づくことで、楽になることもあります。思い当たる方は肩の力を抜き、「笑顔で子育てをしていいんだ♡」と感じてみてくださいね。

Chapter 3

心と体を整える産後ケア

心と体はつながっています。
体に不具合があると
心の調子が整わなくなり、
心の調子が整わないと体の具合が
悪くなっていきます。
そこで、不調を解消するために、
心と体を温めて整えるケアを紹介。
できそうなものから試してみて！

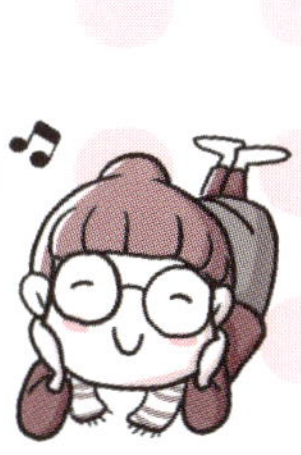

1

気持ちを落ちつかせる呼吸法

つらいときに「息が詰まる」という表現をすることがありますが、精神的につらいと、気持ちの焦りや緊張から体がこわばり、無意識に呼吸が浅くなってしまいます。

一般的に、緊張しているときは、胸式呼吸になり、リラックスしているときは腹式呼吸になるといわれています。腹式呼吸を意識的に取り入れると、体もリラックスしていき、いろいろな緊張や不安感も和らいできます。

普段、呼吸を意識することはあまりありませんが、お茶を飲みながら、お風呂に入るとき、寝る前など、ひと息ついたときに、自分の呼吸を意識してみてください。出産前の母親学級などで出産時の痛みを逃すための呼吸法を習った方は、産後にもその呼吸法を取り入れて、肩の力をぬいて気持ちを整えていくのもいいですね。

時間のないときは、胸やおなかに手を当てて、自分がどんなリズムで呼吸をしているかを感じるだけでも、心が和らぎます。

★リラックススイッチをONにする呼吸法

1 言葉に出すだけで「ほっ」とする「ほっとワード」を口にしてみましょう。ほかにも自分自身の「ほっとワード」があれば、それを言葉に出します。

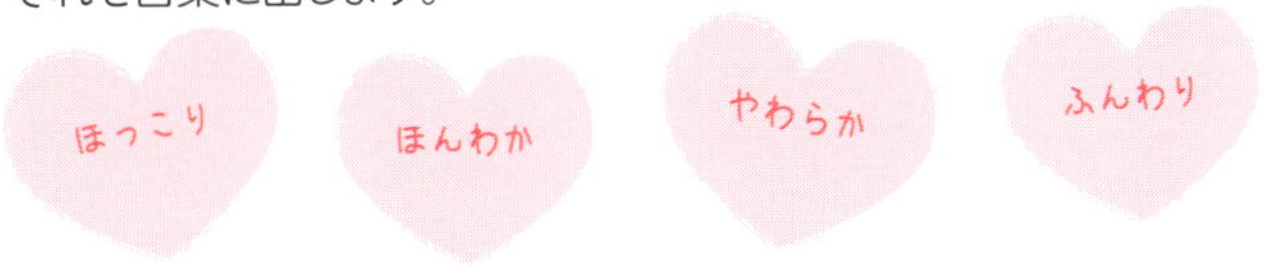

2 次に全身をゆるめます。寝ていても、座っていてもOK。手首足首をゆるめてぶらぶらとふります。さらに、体がこんにゃくになったようにゆるめてください。「ゆるゆる～」などと声に出すと、より効果的。

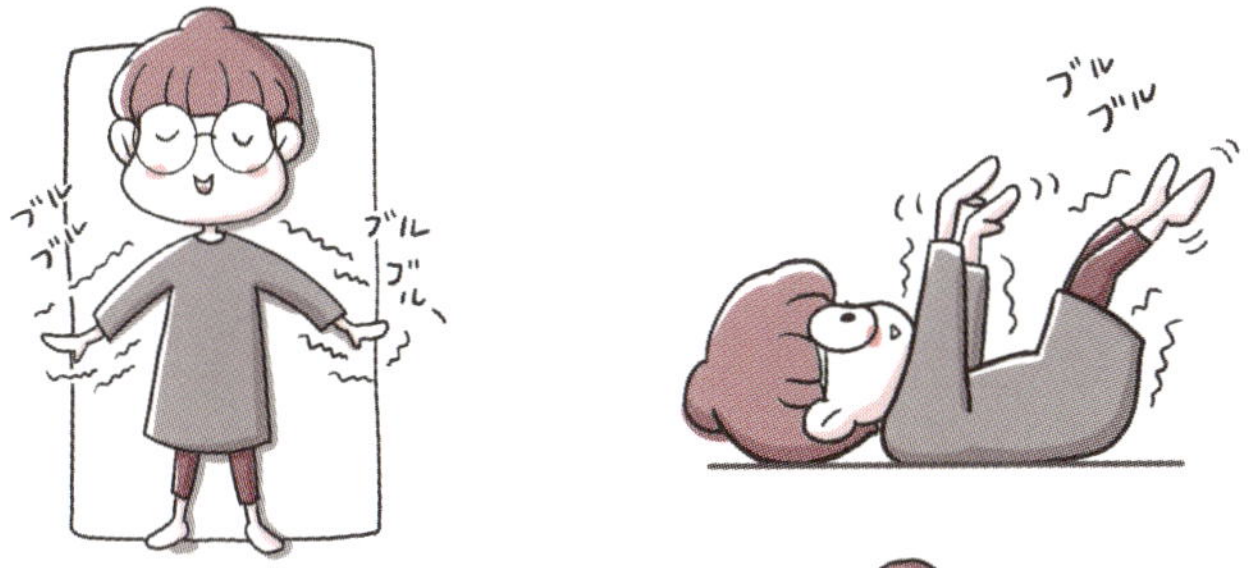

3 体をゆるめたら、鼻から空気を吸っておなかを膨らませます。キレイな白い光を取り入れるイメージで。胃から下が風船のように大きく膨らむのを感じて。

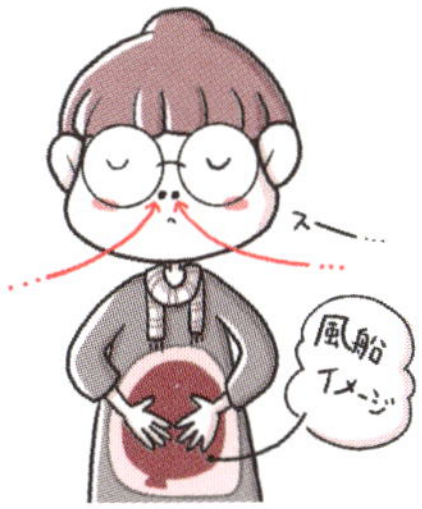

4 少し息を止めてから口をすぼめて「フー」と言いながら、おなかの風船を小さくするイメージで息を吐きましょう。このとき、今心にある不安や怒りなどのネガティブな思いをすべて吐き出すように。自分の気持ちがゆるむまで、この呼吸を続けましょう。体も心もホカホカになっていきます。

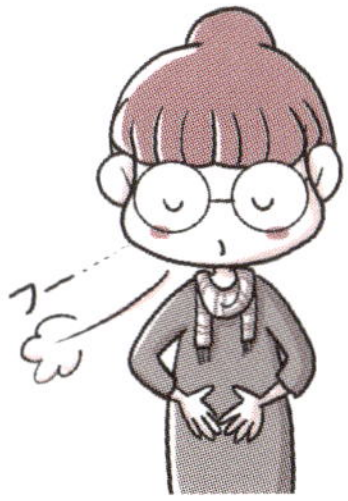

2

下半身を冷やさない

「頭寒足熱《ずかんそくねつ》」という言葉をご存じですか？

頭は温めすぎないように、足は温めることで血のめぐりをよくする状態のことを指しています。下半身をできるだけ冷やさないためにも、吸湿性にすぐれたシルクやオーガニックコットンの靴下を重ね履きしたり、レッグウォーマーや、レギンスを履くなどして、下半身を温めるように心がけましょう。

また、産前産後は、足首や、「三陰交《さんいんこう》」（イラスト参照）と呼ばれるツボのあたりを冷やさないようにしてください。三陰交は別名「女三里《おんなさんり》」といわれ、婦人科系の疾患にとても効果のある重要なツボです。足首、手首など、「首」の部分はとくに皮膚がうすいので、冷えやすいのです。この部分には重要な血管が走っているので、冷やさないことが大切です。このように、昔からの言い伝えは、先人たちの生きる知恵を教えてくれています。

また、授乳のときに、服を押し下げて鎖骨《さこつ》まわりを大きく開いたり、下から服をめくっておなかが丸見えという人は要注意！　寒い季節や夏でもエアコンが効いている部屋などで肌を出していては、冷えてしまいます。

胸を見せずにすぐ授乳ができる「授乳服」もありますから、冷え対策として利用しましょう。下着や腹巻きなども利用して、授乳するときに体を冷やさない工夫が大切です。

★授乳どきのあったかグッズ

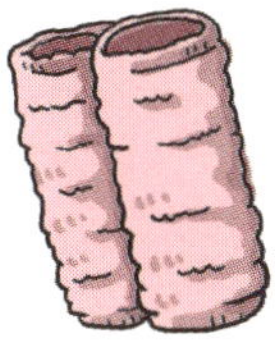

レッグウォーマー

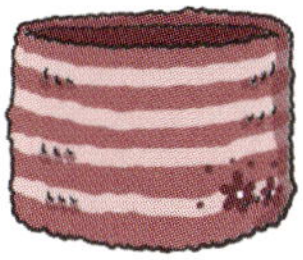

腹巻き

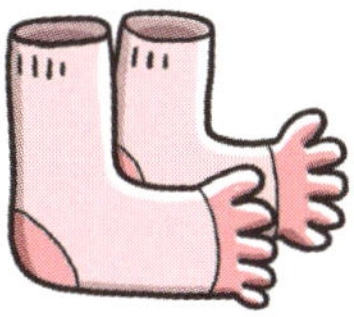

5本指ソックス

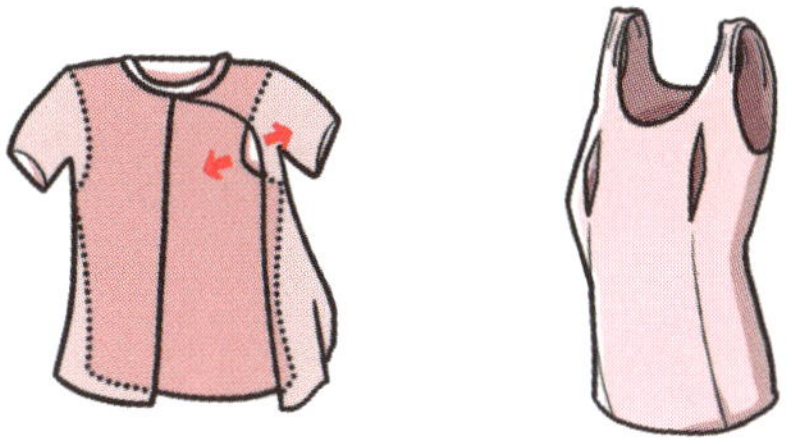

体を冷やさない
授乳服

モーハウス（http://mo-house.net/）
の授乳服がおすすめです。

●女性の疾患に効くツボ「三陰交」

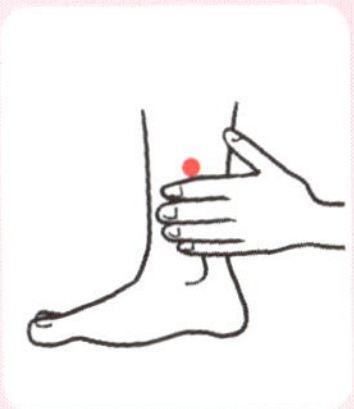

内側くるぶしの出っ張った部分に小指を添えて、指4本分の上あたり。

3

半身浴をする

産後は、なかなかひとりの時間をつくることはむずかしいかもしれませんが、家族に子どものお世話をしてもらっているときに、ゆっくりとお風呂に入り、半身浴をしましょう。

現代人は、低体温の人が多いのです。家電製品が増え、移動手段に車を使うなど便利な生活になった分、運動量の低下とともに熱を生産する筋肉量が減少し、基礎代謝が落ちてきたため、必然的に低体温になっているのです。

また、体を冷やす食べ物を食べたり、エアコンの普及で夏でも冷房で体を冷やしたり、ストレスが増加したりすると、血液の流れが悪くなり、低体温を引き起こします。

そこで、体温をゆっくりとやさしく上げる半身浴を取り入れましょう。

バスタブに腰の高さくらいにお湯をためて、20分ほど入っていると、ぬるめでもドッと汗をかいてきます。体の芯まで温まることができるので、おすすめです。

汗をかくことで、体の中に蓄積された老廃物や不要なものが排出されるので、血行もよくなります。血行がよくなると、肩こりや腰痛、冷えなども改善されていきます。

お気に入りのアロマオイルやバスソルト（イラスト参照）などをお風呂に入れたり、キャンドルをつけたり、好きな音楽をかけたり、気持ちが軽くなる本を読んだりして、少しの間、極楽タイムを楽しんでリラックスしてみましょう。ただし、体調が悪いときは、長湯をすることは避けてくださいね。

★快適半身浴の方法

頭もリラックスさせたほうがいいので、本を読むときは、難しすぎないものがおすすめ。

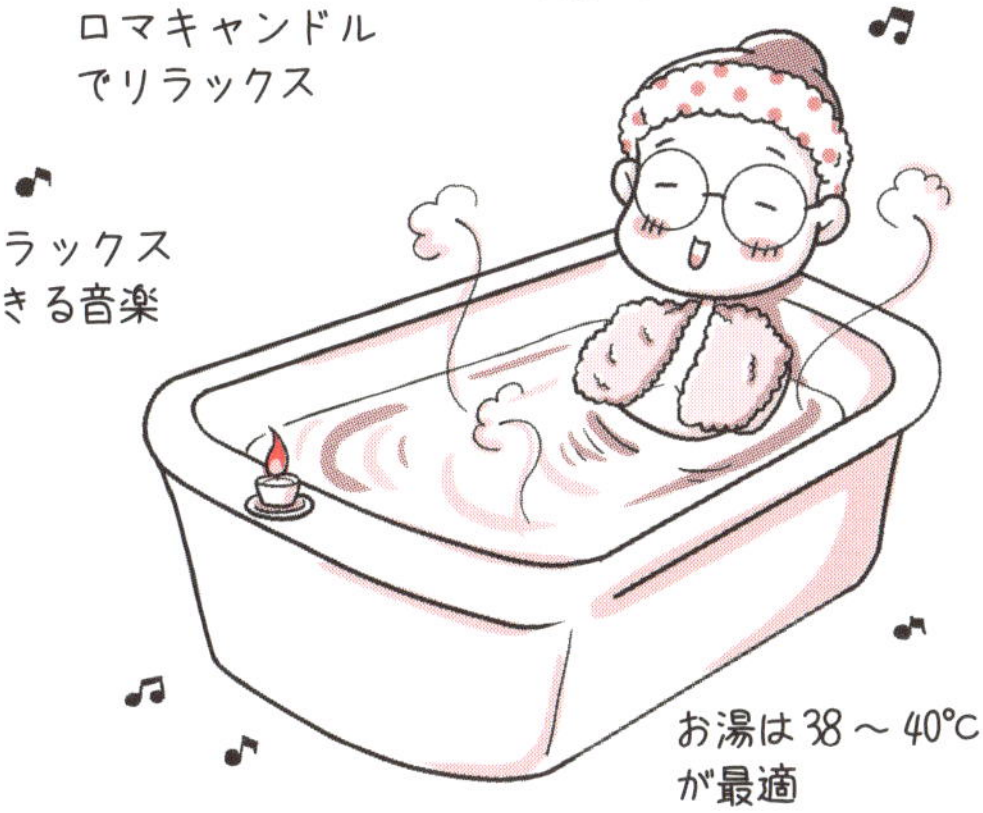

好きな香りのアロマキャンドルでリラックス
上半身が冷えないように、肩にタオルをかけて
リラックスできる音楽
お湯は38～40℃が最適

●バスソルトの作り方

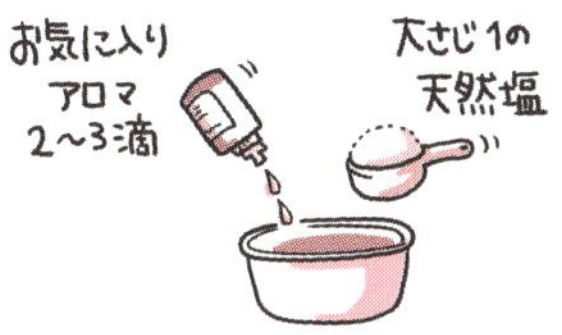

お気に入りアロマ2～3滴
大さじ1の天然塩

大さじ1杯の天然塩に1～3滴のアロマオイル（柑橘系オイルは皮膚トラブルになりやすいので使用しない）を混ぜ合わせます。オイルは何種類か用意し、気分によって変えるのもおすすめ。肌に合わないときは使用を控えてください。

4 湯たんぽやぬか袋で体を温める

湯たんぽもいろいろな市販品があります。やわらかいゴム製でお湯を入れるタイプや、ジェル状のものを電子レンジで温めるタイプなども販売されています。

座っているときに、小さな湯たんぽをズボンの中に入れて仙骨《せんこつ》のあたりを温めましょう（イラスト参照）。仙骨のまわりは皮膚がうすく、骨盤までの距離が近いので、骨盤や、骨盤のなかにある子宮を温める効果があります。

また、自然素材のぬか、お米、塩を使った「ぬか袋」（イラスト参照）という天然カイロもおすすめです。電子レンジで温めてカイロにします。

時間のないときは、蒸しタオルで後頭部から首の後ろあたりを温めるだけでも効果はありますよ。

体にやさしい自然のぬくもりで、体を温めてくださいね。

湯たんぽの使い方

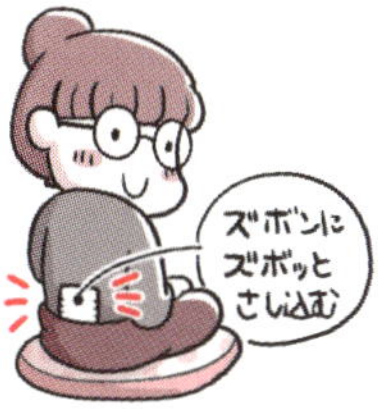

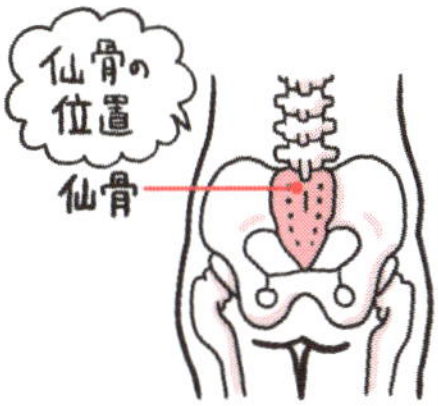

ぬか袋レシピ

1

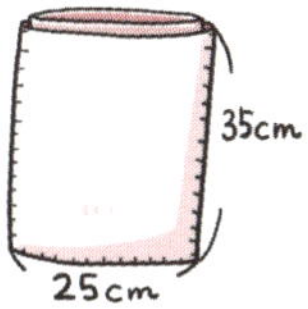

綿か麻の布を二重にして、
25㎝×35㎝の布袋をつくります
（ラメ入りの生地は使用しない）。

2

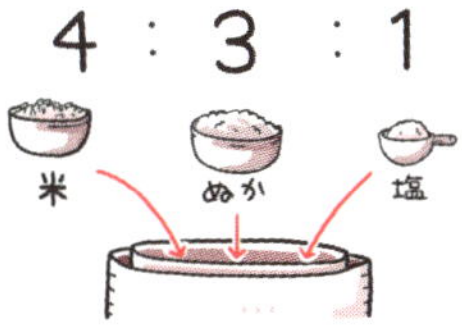

米:ぬか:塩=4:3:1の割合（重量比）で、1の布袋に入れ、口を縫って閉じます。塩は天然塩を。米は白米でも玄米でもOK。

3

電子レンジで、2を2分ほど温めてでき上がり。目の上にのせたり、仙骨や腰部、背部に当てます。最初はぬかの香りがしますが、使っているうちに、きな粉のようなよい香りになってきます。

使用上の注意！

- 連続して何度も温めたり、ターンテーブルが回らないまま使用すると、過加熱な部分ができ、中がこげて使えなくなるので気をつけて。
- 使用しないときは、涼しい場所に保管すれば、一年くらいはもちます。

*ぬか袋は、「おーちゃんのはぐくみ人生 http://ameblo.jp/o-chan0220/」からも購入可

蒸しタオルのつくり方と血行改善のツボ

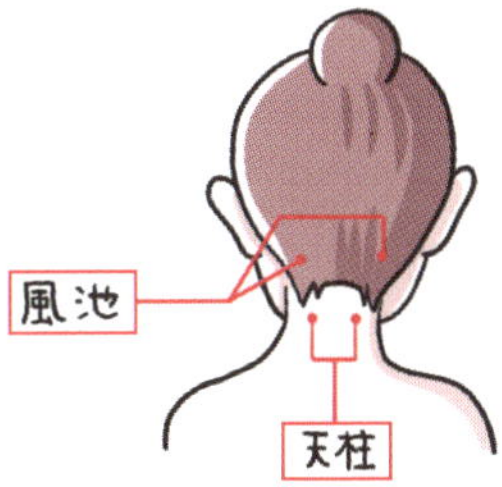

①濡らしたタオルをしっかり絞り、30秒～1分程度電子レンジで温めます（やけどに注意）。

②首の後ろや後頭部に当てます。首の後ろには大切な神経や血管が通っています。温めてコリをほぐしてあげることで、首から肩まわりの血行が改善され、肩こりや、肩こりからくる頭痛なども軽減します。また、風池（ふうち）、天柱（てんちゅう）という疲労回復につながるツボもあります。タオルが冷えたら再び温めて、2～3回ほどくり返します。

5

ストレッチでコリをほぐす

気がつくと、今日も一日家事と育児で終わり。家の中をあわただしく動き回った体は、あちこちがコリまくって痛い、ってことありますよね。とくに、ねんねの赤ちゃんがいるときは、抱っこや授乳などで、同じような姿勢、動きが多くなるので、体もコリやすくなります。

そんなときは、ちょっとした空き時間に、ストレッチで体をほぐすくせをつけましょう。呼吸法を取り入れながら体の声を聴くように心がけると、体の芯からポカポカしてきます。意識的に体を動かすことで、気持ちもリフレッシュします。

左に、産後すぐにできるストレッチを紹介しました。いつでもどこでもできる簡単なものです。意識して日々の生活の中に取り入れてみましょう。他にも、簡単な体操やストレッチを無理のない程度に、生活の中にとり込んでいきましょう。

それだけで、体がほぐれて心も少しずつ楽になってきます。

★肩甲骨まわりをほぐすストレッチ

その1

1

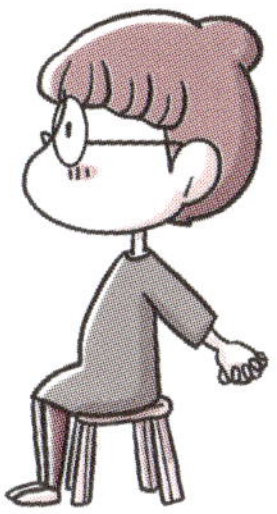

イスに座り、手を後ろで組み、胸を開いて、肩甲骨を合わせるようにして、手を後ろに伸ばします。

2

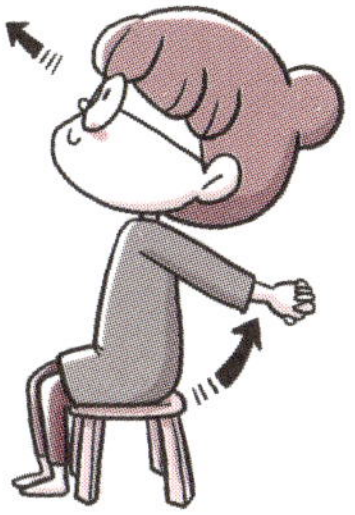

視線をななめ上にしてイタ気持ちいい程度まで腕を上げます。首や肩の力が入りやすいので、力を抜くことを心がけながら、自然呼吸を5～10回程度します。

その2

1

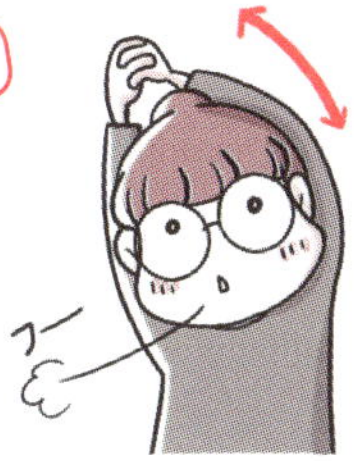

立ってでも座ってでもOK。手を組んで頭の上へグーッと伸ばします。息を吐きながら体を右側に倒して、そのまま深呼吸を5～10回程度。左側も同様に。

2

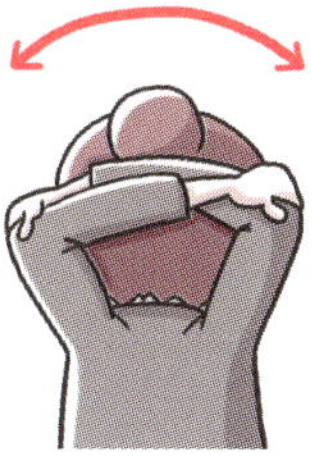

両ひじを手のひらで包むようにして、1と同様にストレッチ（肩甲骨が伸びるのを感じて）。左右を終えたら、全身の力を抜いて脱力します。

★いつでもどこでもできる「肩コリ予防」体操

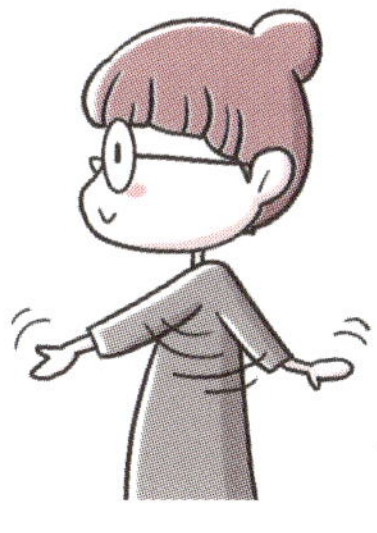

立ったまま左右の腕全体を、振り子時計のように互い違いに前後に振ります。肩甲骨から動かしているイメージで。エレベーターを待っている間などちょっとしたすき間時間にやるだけでも、肩こり防止になります。

＊すべての体操はご自身の体調に合わせて行ってください。
無理をせず、心地よい感覚を大切にやってみましょう。

6 ハンドマッサージをする

自分で自分をマッサージしてあげましょう。「今、自分に触れて、大切にしているよ」という感覚を味わいながらマッサージをすると、触覚が敏感になって心も癒されます。

産後は忙しいので、たとえばハンドクリームひとつを塗るときでも、いつもがんばっている自分の手に「ありがとう」と思いを込めてみてください。手のひらで自分を感じる意識を持つだけで、手のしっとり感が変わってきます。

また、手をマッサージして温めると、内臓をはじめ体全体が刺激され、血流がよくなり、肩コリなどが改善したりします。

自分でマッサージをするときは、「自分をいつくしむ」気持ちになることがポイントです。「自分のことを好きなんて思えない〜」という人も多いのですが、今はただただ「愛おしい自分」と思って、肌に触れてみてください。

やさしく触れることで、体も心もほっこりしてくるはずです。

★自分を愛するハンドマッサージ

1

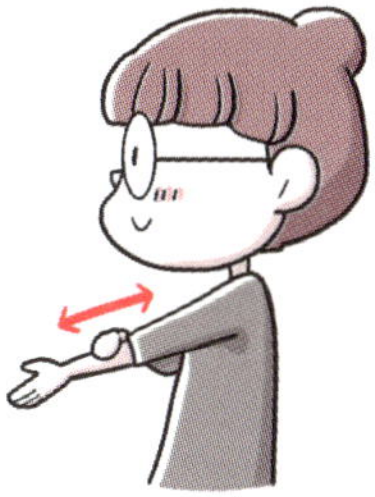

左腕からはじめます。ひじ上まで腕を出したら、お気に入りのマッサージオイルやローションなどすべりがよくなるものを腕全体に塗ります。

2

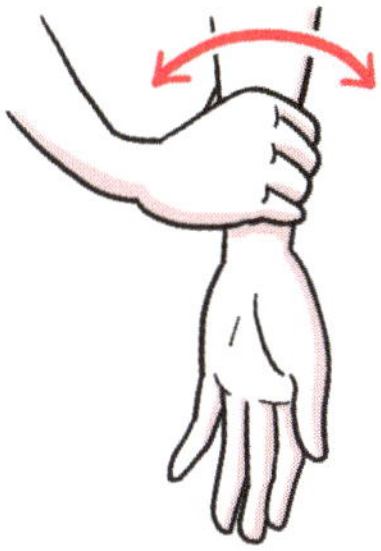

右手で左手首をつかみ、くるくる回転させながら、手首側からひじを少し超えるところまで、心地よい力でマッサージしていきましょう。腕が温まり、心地よくなるまで続けます。

3

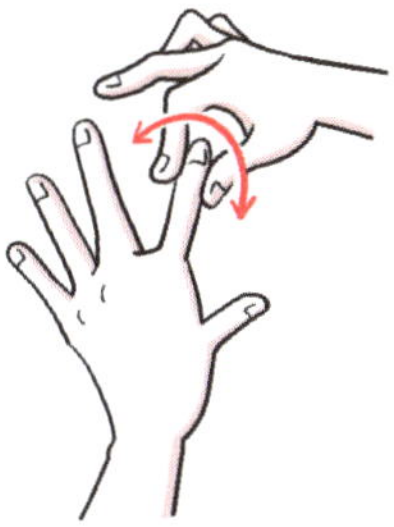

次に、左手の指を1本ずつ丁寧にマッサージします。指先からつけ根に向かって、くるくる回すように動かしましょう。

4

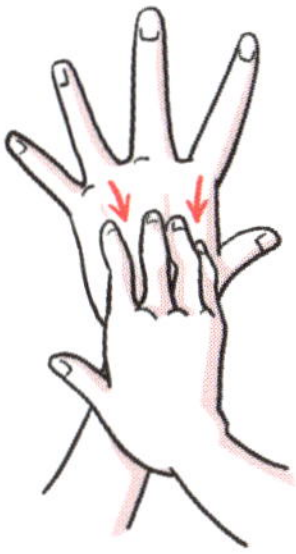

左手の甲の骨と骨の間に、右手の指をすべらせるようにして、指先から体の方へマッサージ。

5

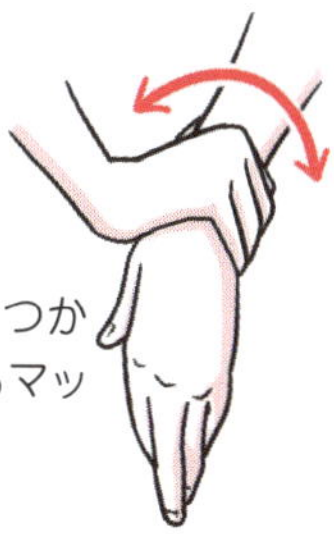

最後に、左手首を優しくつかみ、くるくる回しながらマッサージしましょう。

＊右手も同様にします。

7 和食を食べる

産後は赤ちゃんの世話で、ゆっくり食事をつくる暇がなく、お昼は菓子パンひとつをほおばって終わり、なんてママも多いかもしれません。

しかし、産後でとくに授乳中のママほど、「お米」をしっかり食べましょう。パンは時間がないときに手軽に食べることができますが、チーズやジャム、バターなど高カロリーで糖質や脂質を多くとってしまいがち。それよりも、シンプルでしっかりとエネルギーがとれるお米のほうがおすすめです。

できれば、白米よりも、七分づきや五分づきのお米のほうが栄養価も高いのです。「おむすび」にしておけば、授乳で忙しいときでも手軽に食べられます。

私たち日本人のＤＮＡに刻み込まれている食事は和食です。とくに味噌、醤油、塩など、天然の調味料は脂分を含みません。また、味噌は発酵食品で、カルシウム、カリウム、ヨウ素を含み、体を温める調味料としても重宝され、さまざまな生活習慣病予防に効果があるともいわれています。

お米と和食のパワーを取り入れて、細胞を活性化し、免疫力アップにつなげましょう。

「ま、ご、わ、や、さ、し、い」の食材を取り入れよう

米を主食とする日本人にとって必要な栄養素を、覚えやすく言いあらわした言葉です。産後のママだけでなく、成長する子どもたちやパパにもうれしい食材です。

ま まめ=豆類／良質タンパク質の宝庫

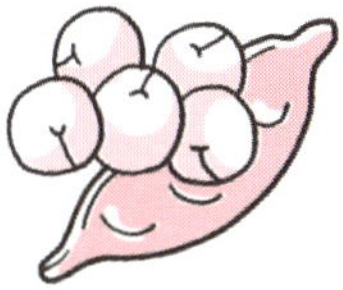

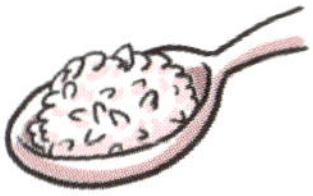

ご ごま=種実類／アンチエイジング効果のある良質脂質がいっぱい

わ ワカメ=海藻類／ミネラルがたっぷり

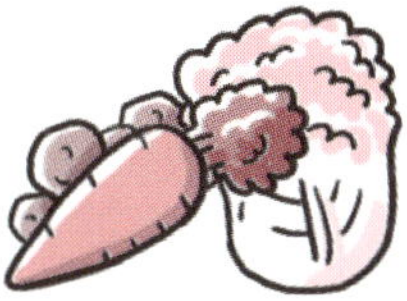

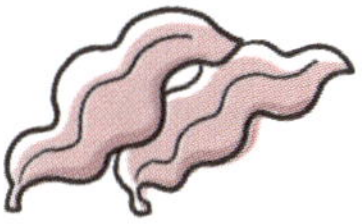

や やさい=緑黄色野菜、淡色野菜、根菜／健康キープに欠かせないビタミンがとれます

さ さかな=魚介類／DHAやEPAが豊富

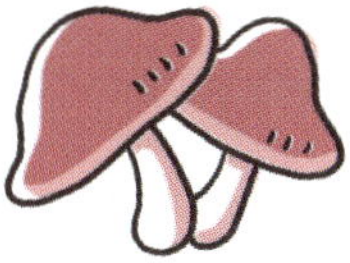

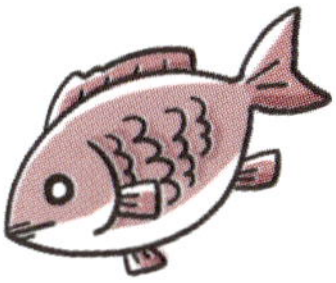

し しいたけ=きのこ類／カルシウム吸収を助けるビタミンDが含まれています

い いも=根菜類／体を温め、食物繊維もたっぷり

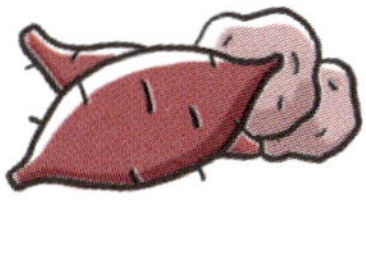

8 おっぱいの分泌を高める

食材には、「陰《いん》の食材（＝体を冷やす食材）」と「陽《よう》の食材（＝体を温める食材）」があります。ホルモンの乱れや体の疲れなどで体調が整わず、体が冷えやすい産後は、陽の食材を積極的に取り入れて、新陳代謝のよい体に整えましょう。

とくに、しょうが、ねぎ、にんにく、梅干しなどは、体を芯から温めて免疫力アップにも役立ちます。

また、ごぼう、にんじん、レンコンなどの根菜類もおすすめ。なかでも土の中により深くのびるごぼうは、陽性の強い食材です。

赤ちゃんがいるママにとって、こまめに料理をつくるのは負担になるので、多めにつくって常備菜にしておくことをおすすめします。ごぼうやにんじん、レンコンをただ切って蒸すだけでも、立派なおかずになります。

体が温まると新陳代謝が高まり、血流がうながされるので、おっぱいの分泌もよくなります。免疫力も高まり風邪をひきにくくなるなど、体調も整ってくるのがわかるようになりますよ。

★レシピ：「きんぴらごぼう」

●材料

ごぼう	100g	ごま油	大さじ1
レンコン	60g	しょうゆ	大さじ3
にんじん	40g		

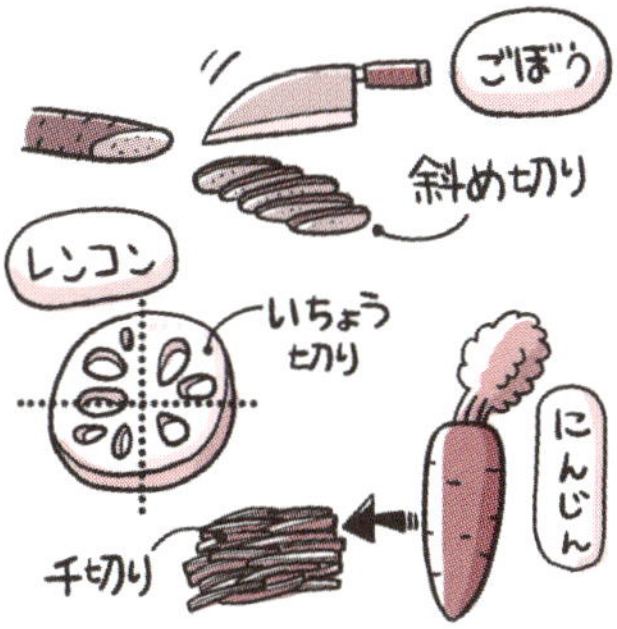

1

ごぼうは皮の汚れをキレイに落として斜め切り、にんじんは千切り、レンコンはいちょう切りにします。

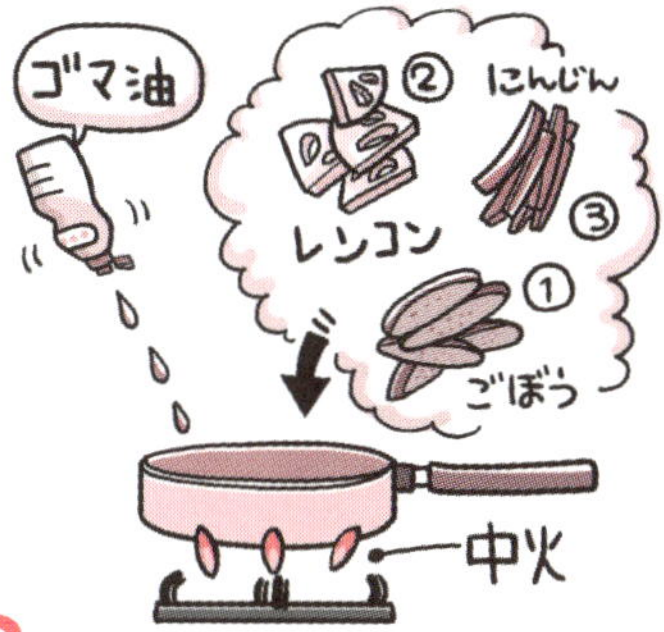

2

フライパンにごま油を入れて熱し、中火でごぼうを炒めます。色が変わったら、レンコンを入れ、そのあとにんじんを入れます。

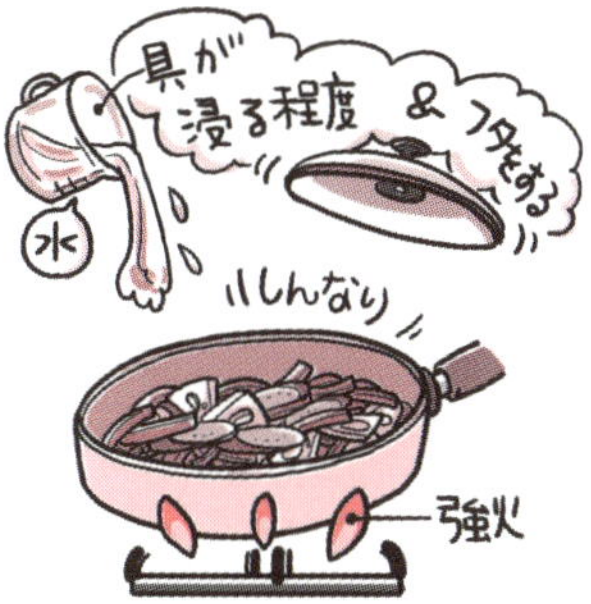

3

全体を炒めたら、材料が浸る程度に水を入れ、フタをして強火で煮ます。

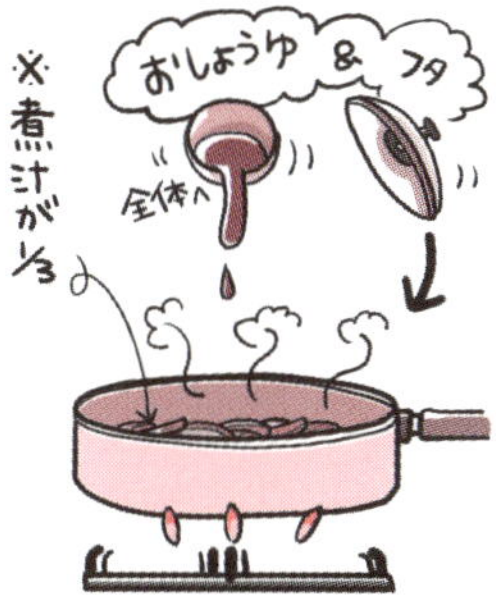

4

湯気が出てきて煮汁が3分の1くらいになったら、しょうゆを入れて全体になじませ、ふたをします。煮汁がなくなってきたら全体を混ぜ、味が薄く感じるようなら、お好みでしょうゆを加えます。

9 よく噛む

赤ちゃんのお世話で忙しくて、ご飯の時間は10分で終わり！　なんてことが産後にはよくありがちです。

私たちは、脳にある満腹中枢が働いてはじめて「おなか、いっぱい！」と感じます。この満腹中枢が働きはじめるのは、食べはじめてから約20分後。あわてて口に詰め込み、10分で終わるような食べ方をしていると満腹感を得られません。すぐまた何かをつまみ食いしたりしてしまうことになります。

「いただきます」「ごちそうさま」を心から言える余裕を持って、ゆっくり味わってください。よく噛むことで、食べ物が唾液《だえき》とまざり、消化・吸収を助けます。

食事を飲み物で流し込むような食べ方は、食べ物がじゅうぶん噛まれないまま胃に送られてしまい、消化によくありません。食事中は、お水やお茶をとりすぎないようにしましょう。

ときには誰かに抱っこを変わってもらって、「ゆっくり食べさせて〜」と甘えてみてくださいね。

★ゆっくり噛むレッスン

いつも通り噛みながら、噛んだ回数を数えます（10回以下の方は、まずは10回を目指してみてください。30回噛むと満腹感が得られます）。つい急いで食べがちですが、噛むスピードをゆっくりにすることで、表情筋のトレーニングにもなり、一石二鳥ですよ。

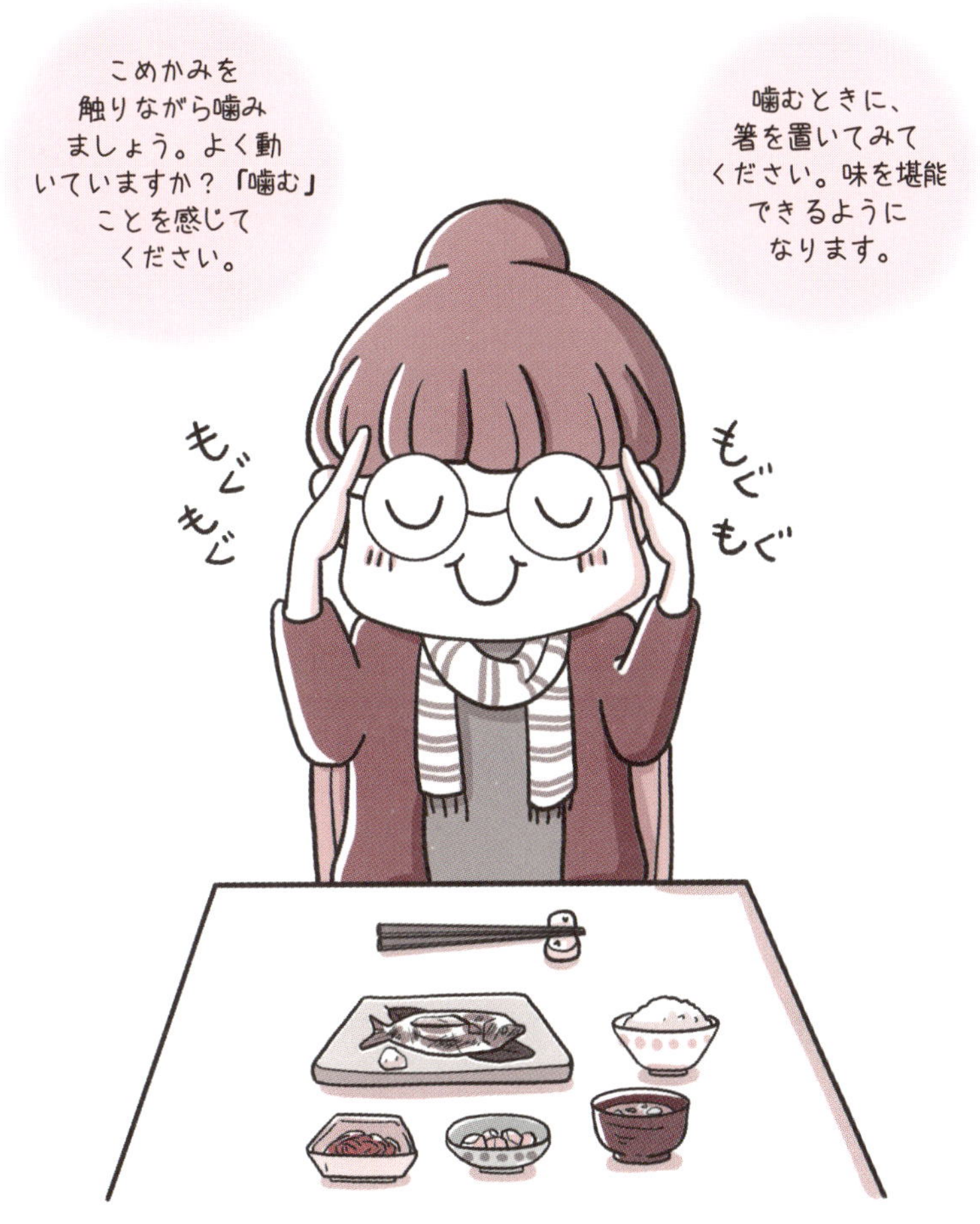
こめかみを
触りながら噛み
ましょう。よく動
いていますか？「噛む」
ことを感じて
ください。
噛むときに、
箸を置いてみて
ください。味を堪能
できるように
なります。
もぐもぐ
もぐもぐ

10

目を使いすぎない

パソコンやスマートフォンなどのIT機器が普及して、液晶画面を見つめる時間が長くなっています。光を見つめる時間が昔に比べて圧倒的に増えた私たちの目は、いつも疲れています。

実は目を使うことは、元気の「気」を消耗します。何もしていないけれどなんだか疲れる、体は動かしていないけれどどっと疲れる……。そんなときは、目の使いすぎからきている可能性があります。

昔の人はそのことに気づいていました。「産後に針仕事をすると目をつぶす」という言葉があったくらい、産後に目を使うことを避けるように教えています。

これは目を使うと子宮・卵巣のバランスが整わなくなる、という整体的な考えのほかに、目を使うことで、情報がたくさん入り、交感神経が優位になってリラックスして休めない、ということも関係しています。視《し》神経《しんけい》など神経は背骨を通りすべて繋がっていますので、その影響もあるかもしれません。ついつい酷使してしまいがちな「目」をゆっくり休ませてあげてください。

★目のお手あて

1

椅子に座ったり、横になって休んだりして、リラックスします。

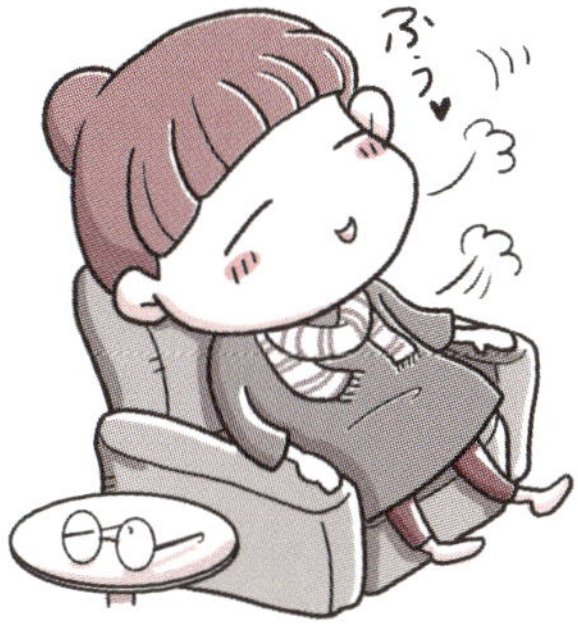

2

両手をこすり合わせて、手を温めます。

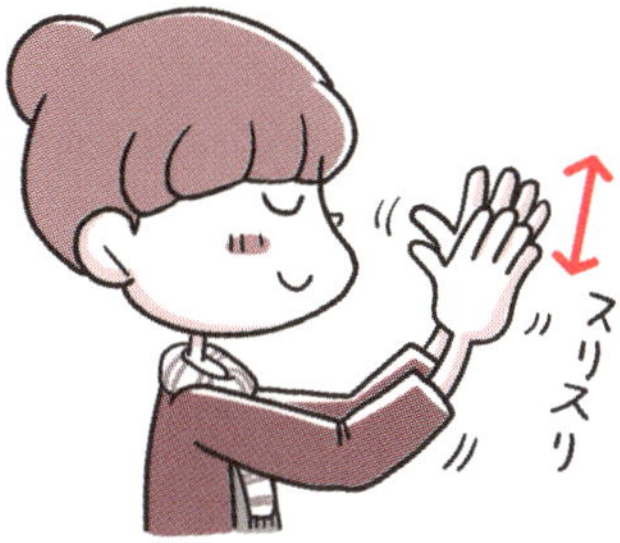

3

温めた手のひらをそっと目の上にのせます（目を圧迫しないように）。そのままじーっと手の温かさを感じ、心地よさを感じる間、続けてOK。忙しいときは、布団の中でやって、そのまま寝てしまいましょう。

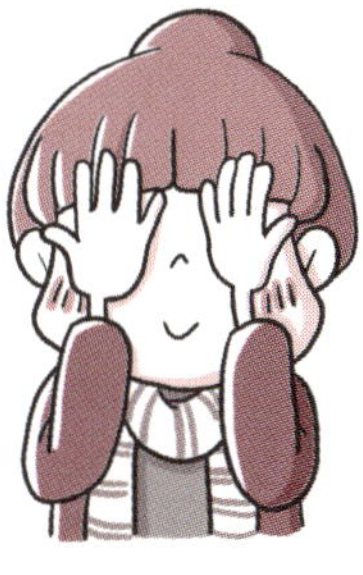

11 布ナプキンを使う

月経中ではなくても、会陰部《えいんぶ》に布ナプキンを使いましょう。膣《ちつ》は体の外と直結している部分ですから、ここを温めることで、直接体内を温めることができます。大きめの布ナプキンで仙骨（63ページ参照）の近くまで覆うと保温効果が高まり、冷えを防いでくれます。

韓国では、600年前から伝わる民間療法に「よもぎ蒸し」があります。よもぎを煎《せん》じるときに出る蒸気で下半身を蒸し、陰部を直接温めることで、血行促進、冷え性の解消が期待できます。よもぎの成分を皮膚から直接吸収する作用もあり、産後の肥立ちによいとも言われています。手軽に使えるナプキンタイプの「よもぎ蒸しパッド」が市販されているので、試してみるとよいでしょう。

また、産後の悪露《おろ》にも布ナプキンがおすすめ。ただ、産後はこまめな洗濯がわずらわしく、毎回布ナプキンを洗うことにストレスを感じてしまっては本末転倒です。いらなくなった肌着（吸湿性がいいもの）などを左のイラストのように切って、使い捨ての布ナプキンをつくりましょう。大き目のパッドなら会陰部がかぶれることもなく、快適です。

また、目を使いすぎたときも、布ナプキンで会陰部を保温してください。卵巣・子宮と目は影響し合う関係にあり、会陰部を温めることは、目の疲れをほぐすことにもつながります（74ページ参照）。

★布ナプキンのつくり方

1

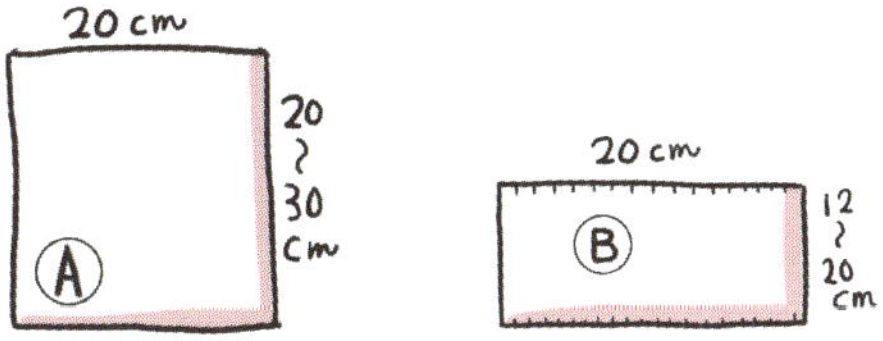
20cm
20〜30cm
A
20cm
B
12〜20cm

布（おすすめ素材は、オーガニックコットン、ネル。着古した肌着などでもOK）を、A、Bそれぞれの大きさに裁断します。

2

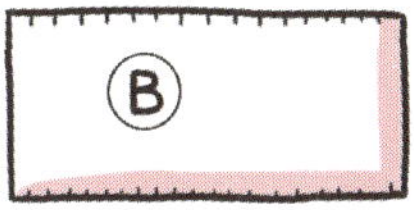
B

Bの上下のみブランケットステッチ、またはかがりぬいをします。

3

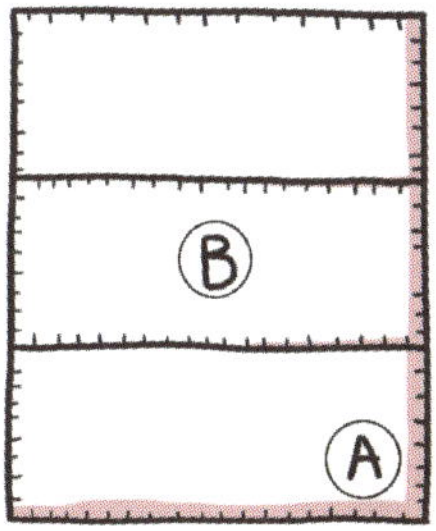
B
A

Aの上にBをのせて、Aのまわりをブランケットステッチ、またはかがりぬいをして完成。三つ折りにして、ショーツに当てます。布ナプキンホルダーがあるとずれないので便利。

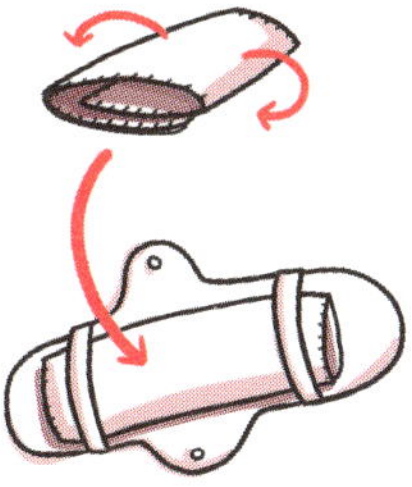

12

気持ちよく眠る

「赤ちゃんがいたら、ゆっくり眠ることなんてできない！」本当にそうですよね。

私も、産後しばらくは、疲れて服を着替えずに眠ってしまったり、ソファでうたた寝をして体を冷やしてしまい、風邪をひいたり、なんてことがたびたびありました。

寝不足は体に負担をかけ、疲れをためてしまいます。赤ちゃんのお昼寝中に、一緒に眠ってみましょう。赤ちゃんが寝ている間に家事や趣味をやりたい、というママも多いのですが、体が疲れているときは、睡眠をとることのほうが優先です。

夜、パパの帰りを待っていてウトウト……。疲れがたまっているな、と感じたら、「今日もお疲れさま。寝不足でどうしても体が動かないので先に寝るね。愛してるよ～♡」と短いラブレターを書いてテーブルの上に置き、ちゃんとベッドやお布団に入って寝るようにしましょう。

赤ちゃんは本当にお母さんが大好きです。だから、あなたが自分自身を大切にすれば、赤ちゃんはとても喜びます。元気な体を保つためにも、ちょっとの眠りを大切にしてください。

★睡眠のためのおすすめグッズ

●目を温めるアイピロー

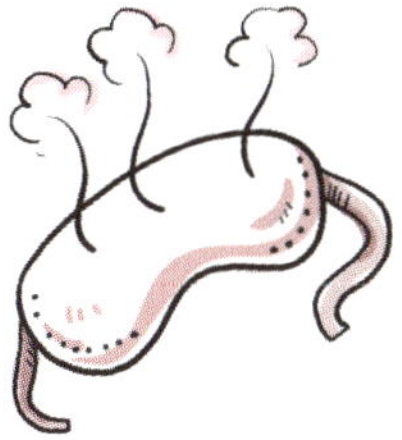

市販品があります。目を蒸気で温めるタイプやあずきの入ったものがおすすめ。ゆっくり目を休めることで熟睡度がアップします。

●湯たんぽ

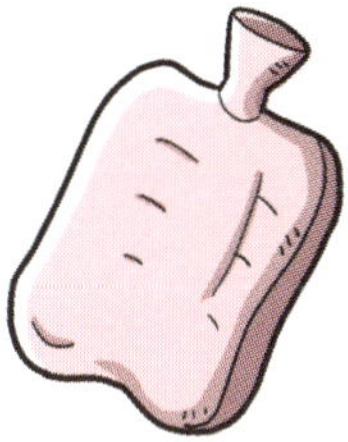

冷えた体を温めてくれます。とくに秋冬は必需品。ゴム製のやわらかい湯たんぽがおすすめ。

●肌触りのいいパジャマやタオルケット、まくらカバーなど

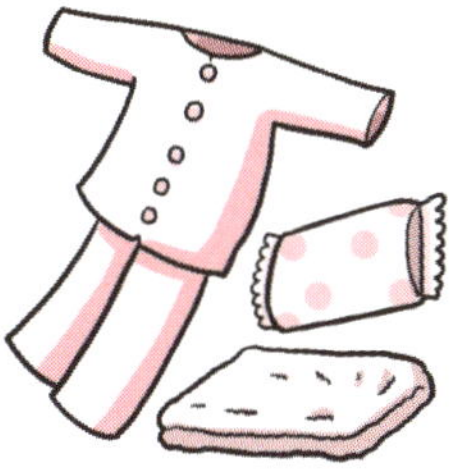

身に着けるものが心地よいと、自然とリラックスできます。

●落ち着く香りのアロマ

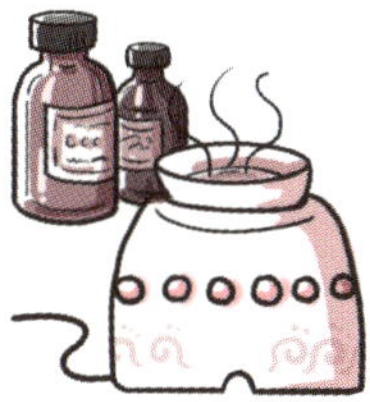

アロマで気持ちをゆるめてあげることで、より深く眠れます。

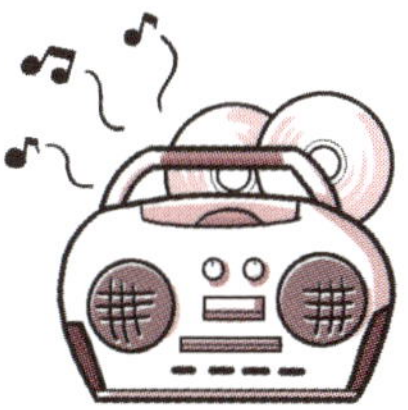

●よく眠れる音楽

自分で心地いい～、安心するなぁ～、と思う音楽がおすすめ。波の音や心音のCDなどは気持ちをリラックスさせてくれます。

13

寝る前に深呼吸する

子育ては、時間があっという間に過ぎていきます。

だからこそ、一日の終わりに、自分を整える時間を持ちたいですね。そんなときは、寝る前の時間を大切にしてみましょう。そこで、「やすらぎ瞑想《めいそう》」をご紹介します。

お布団に入ったら、まずは深呼吸。穏やかになるように気持ちをリセットします。深呼吸は、全身運動で内臓のストレッチにもなるので、体が温まっていきます。深い眠りにつくことができると、新たな気持ちで明日を迎えることができますよ。

「生きる」は「息《いき》る」。

深呼吸をしながら、今、自分が息をしていることを意識してみてください。すると、「生きている自分」を感じられると思います。

当たり前のように心臓が動いてくれること、命が自ら生きようとしていること、生かされていることを感じられるでしょう。こうして、体の持つエネルギーを感じることは、自分自身を大切にすることにもつながります。

★寝る前のやすらぎ瞑想《めいそう》

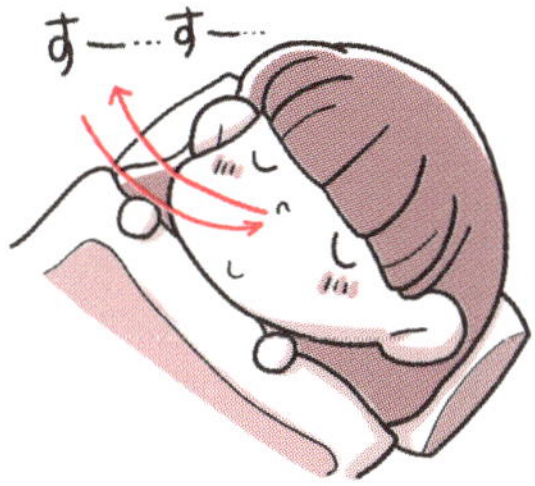

1

布団に入って、鼻から息を吸い、鼻から息を出す鼻呼吸をします。

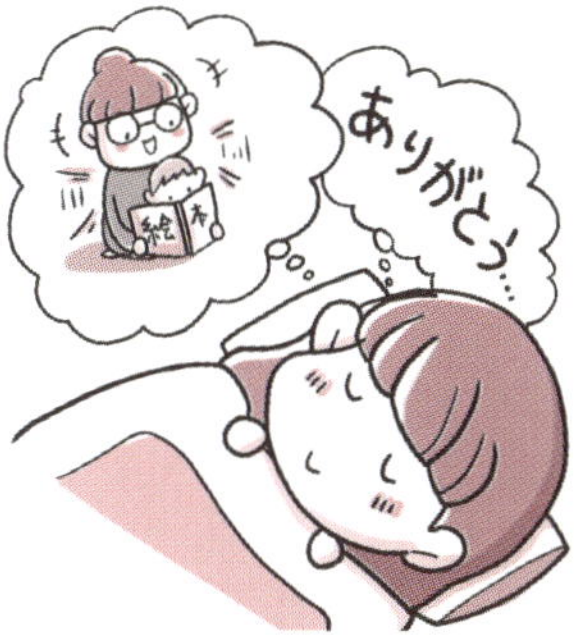

2

鼻呼吸をしながら今日一日を振り返り、オムツを替えた、子どもに読み聞かせた、料理を作ったなど、小さなことをひとつずつ肯定するイメージで、「私、よくがんばっているね。ありがとう」と心で唱えます。

3

ゆっくりと「スペシャル・プレイス」をイメージします、スペシャル・プレイスとは、自分が心地よいと感じる場所（森、海、川、自宅や思い出の場所などどこでも）をイメージして、そこに自分がいると感じましょう。そこは誰にも邪魔されない安全な場所。十分にやすらぐイメージで鼻呼吸を続けます。

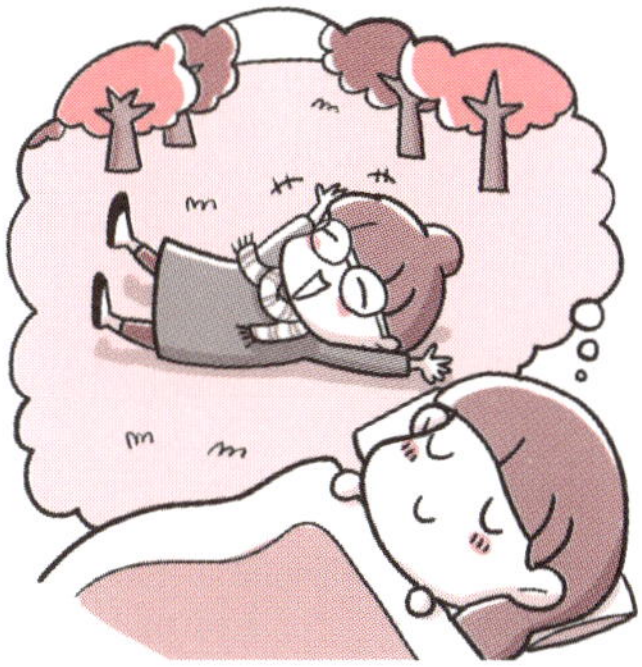

4

ゆっくりと安らぎながら、そのまま眠りにつきます。

14

自分の感情にフタをしない

「感情をためこまない」ことは、心の健康にとって何よりも大切です。しかし、たとえば子どものころから、まわりの大人たちに「泣いてはいけない」「へらへら笑ってはいけない」などと言われてきた人は、「そういうものだ」という思い込みができ、感情にフタをしてしまっていることがあります。

とくに産後は、ホルモンバランスが不安定で、いろいろな感情がわいてきますが、その感情を外に出せずため込んでしまうと、体まで不調になってしまいます。

私の経験ですが、子どもが0歳のとき、「いいお母さんになって、いい子を育てなければ……」という思い込みにとらわれすぎ、過《か》換《かん》気《き》発作を起こしてしまったことがありました。でも、そのことによって、いかに自分が感情にフタをし、素直に生きていなかったのかということに気づかされたのです。

喜怒哀楽をしっかり感じて、その感情を外に出してみましょう。それは感情を他人に直接ぶつけることではありません。自分自身がどんなふうに感じているかを観ることです。

それには「感情日記」がおすすめです。ためこんだ感情をほどいていくことができます。

★「感情日記」で自分を感じる

ノートに「出来事」「感情」「本当の気持ち」「解決法」「自分へのホメ言葉」の5つの欄をつくり、今日あったイライラ、悲しい、つらい出来事を書き込んでいきます。

○月△日(□曜日)

<出来事>	<感情>
パパに子どもの抱っこを頼んだのに、泣いたからってすぐに私のところに戻してきた！	もう！　もうちょっと抱っこしてくれてもいいのに！　イライラ、ムカムカ、パパに腹が立つ！
<本当の気持ち>	**<解決法>**
パパが子どもを見てくれたら、私も楽になるし、気持ちにも余裕を持って家事ができるのに……という期待があった。	これからは、具体的に何をどうしてほしいか、パパにちゃんと説明しよう。私も不機嫌な顔で対応するのはやめよう。

✿自分へのホメ言葉✿

イライラしちゃったけど、たまってた洗濯物も干せてスッキリした。私もよくがんばってる。

●マイナスメッセージの伝え方

相手の言葉や行動に傷ついたときなど、そのまま感情をぶつけるとケンカになってしまいます。そんなときは、「ちょっと聞いてくれる?」と声をかけて、「私は、○○と感じた」というように、私を主語にして、自分はどう感じたのかを話しましょう。

感情の本質を話すことで、相手も感情的にならず聞いてくれるでしょう。聞いてもらった後は「ありがとう」も忘れずに。

うれしいお話はどんどんしてくださいね！

15

お産のふり返りをおこなう

あなたは、思いどおりのお産ができたと感じていますか？

ある統計によると、思いどおりのお産ができたという人は4割、残りの6割はそうではなかったと回答しています。

出産をふり返ることは、産後の心を整えるために大切なことです。育児のスタートの原点はお産にあると思うからです（もちろんおなかに宿したときから育児ははじまっています）。


60代の先輩ママのお話を聞いて、驚いたことがありました。

「私の出産は帝王切開。ちゃんと産めずにお姑さんに責められたわ。今でも恥ずかしい」と言うのです。お子さんは40代。約20年間、「ちゃんと産めずに恥ずかしい」という気持ちを持ち続け、子育てにも自信が持てなかったそうです。

他にも「吸引分娩になってしまった」「急なお産で家族に付き添ってもらえず、たったひとりで産んだ」など、お産はつらいものだったという人もたくさんいます。

お産はその後の育児の肯定感を左右する重大な要素です。お産を肯定的に受け止められないと「葛藤《かっとう》」が生まれます。自分自身に「×」をつけて、命を産み出したことを肯定できないままでいると、「子どもをかわいいと思えない」という思いにつながりかねません。あなたもお産をふり返ってみてください。


ところで、「ちゃんとしたお産」ってなんでしょうか？

私は、どんなお産もその人が命をかけて取り組んだ素晴らしいものだと思います。未来に続く命を産んだ自分を、もっと認めてみましょう。「こうでなければならない」という思い込みは手放しましょう。

とくに、思いどおりのお産ができなかったと感じている人、産後の気持ちがモヤモヤしている人、お産のときにまわりにサポートしてもらえなかった人、緊急処置になって自分の気持ちを感じる間もなくお産になった人などには、「出産の思い出を感じるお産のふり返りワーク」をおすすめします（86〜87ページ参照）。ためこんだ感情を思い出してあげることによって、出産のときに生まれた「否定する感情」を解き放ってください。

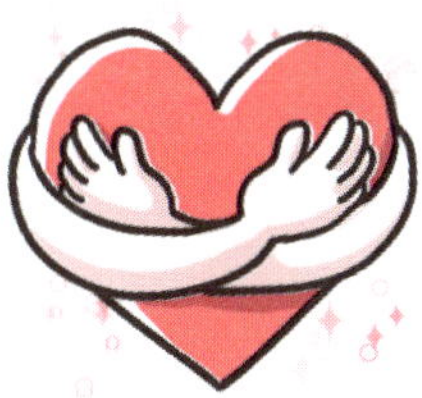

★出産の思い出を感じる「お産のふり返り」

1 母子手帳や妊娠中の胎児のエコー写真などを眺めながら、妊娠中の自分の気持ち（不安だった、うれしかった、イライラしていたなど）を思い出し、紙に書き出しましょう。妊娠月数ごとに書き出してもOK。

2 お産のときの様子を思い出します。陣痛の始まりは？　どんな痛みだった？　どんな気持ちだった？　など。産院に着くまでの様子も思い出してください。思い出せないときは、気持ちだけでも感じてみましょう。

3 左のようなイメージマップを作ります。私を中心にお産にかかわった人、出来事を思いつくままに線でつなげ、連想ゲームのようにどんどん書き出します。すると、いろいろな感情があふれてきます。その感情を味わいましょう。

4 出てきた感情に対し、「がんばったね、私。ありがとう」と、ひとつずつ自分自身を受け止めていきます。涙も笑顔もみんなあなたの宝物です。

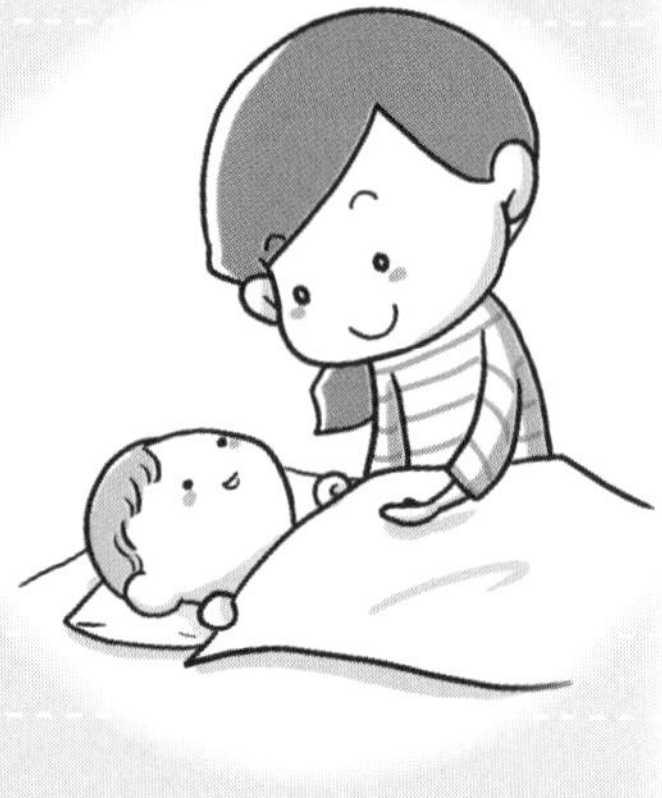

5 わが子の目をじっと見つめてください。その瞳に映る自分はどんな表情をしていますか？　むずかしい顔をしていたら、笑顔になりましょう。お子さんもあなたの瞳の中に映る自分の笑顔を見つめてくれています。

●お産のイメージマップ

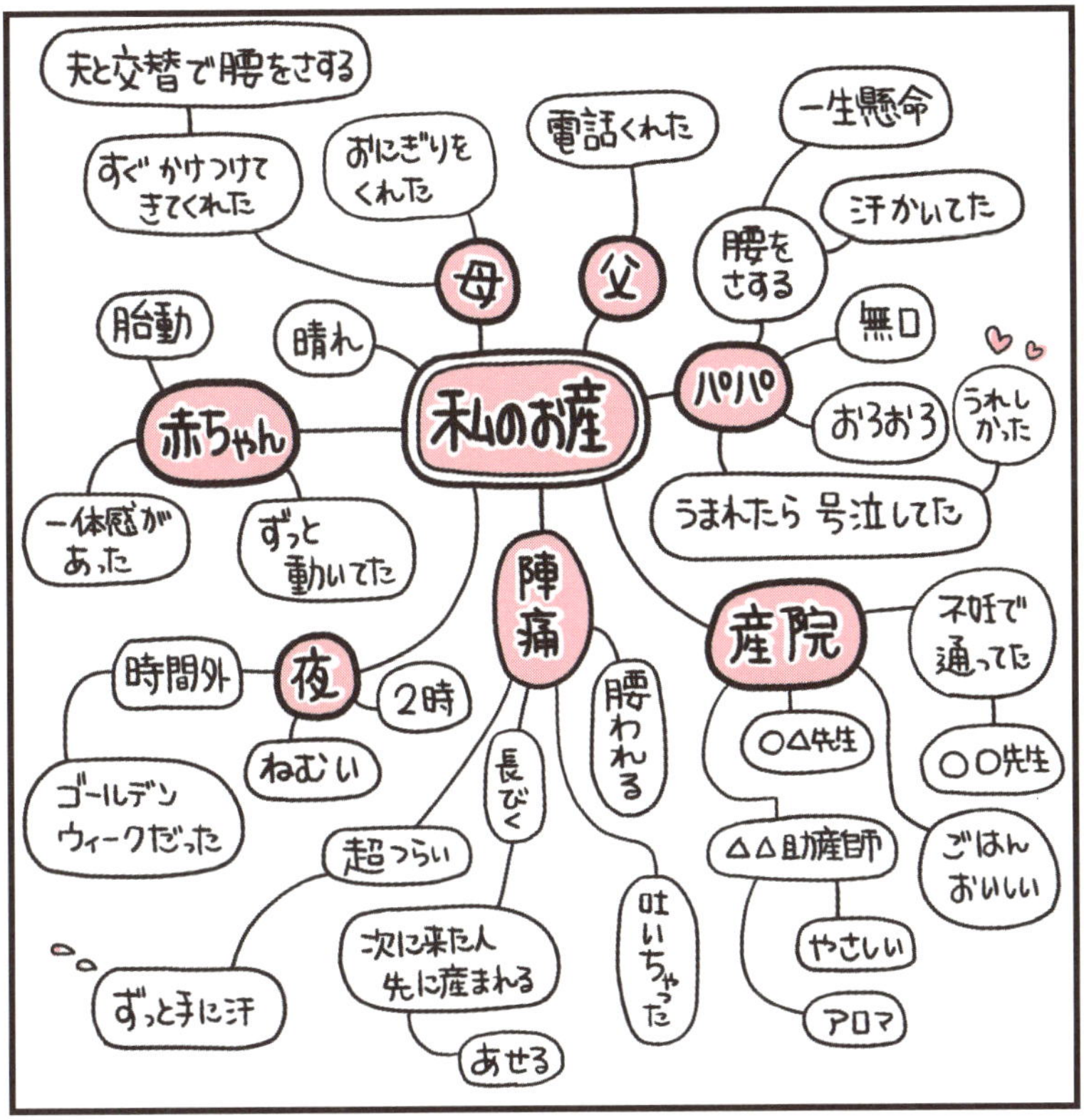
私のお産
母
父
パパ
赤ちゃん
陣痛
夜
産院
夫と交替で腰をさする
すぐかけつけてきてくれた
おにぎりをくれた
電話くれた
一生懸命
汗かいてた
腰をさする
無口
おろおろ
うれしかった
うまれたら号泣してた
胎動
晴れ
一体感があった
ずっと動いてた
時間外
2時
ねむい
ゴールデンウィークだった
長びく
腰われる
超つらい
ずっと手に汗
次に来た人先に産まれる
あせる
吐いちゃった
不妊で通ってた
○△先生
○○先生
ごはんおいしい
△△助産師
やさしい
アロマ

ふり返りは何度おこなってもかまいません。ネガティブな気持ちも否定せず、そう感じた自分がいることも受け止めて、くり返し自分自身のがんばりをたくさん愛してください。また、喜びの感情があふれてきた人は、喜びを再度かみしめながら、命を産み出した自分をおおいに愛して抱きしめてみてください。パートナーと一緒に、お産のふり返りをしてみても、多くの気づきを得られます。

16

ダメなことにフォーカスしない

子育てをしていると、「母親の私がダメだから」「私が知らなかったせいで……」など、つい自分が悪いと責めてしまいがち。責任感が強いからだと思いますが、自分で自分を責めてばかりいては笑顔になれません。

自分を責めると「罪悪感」しか生まれません。罪悪感は心にたまり体にも伝わり、体調までも不調にさせてしまいます。できないことがあってもいいんです。だって「できない」のですから。そんなときは、「できない」ことにフォーカスする（焦点をあてる）のではなく、「できるようにするにはどうすればいいか？」を考えましょう。

たとえば、「悲劇のヒロイン」になるよりも「喜劇のヒロイン」になって、「どんなことも笑いに変える、最高に素敵な笑顔の自分」を演じてみましょう。演じることで、それが現実にも反映して、だんだんと、笑顔になれる回数が増えてきます。

赤ちゃんもママの笑顔を望んでいます。自分を責めそうになったら、「自分は命を産み出したんだ。未来を生み出すことができたんだ♡」と自分をほめてあげてください。

ママが笑顔になることが、家族が幸せになる近道です。

責める気持ちを手放すワーク

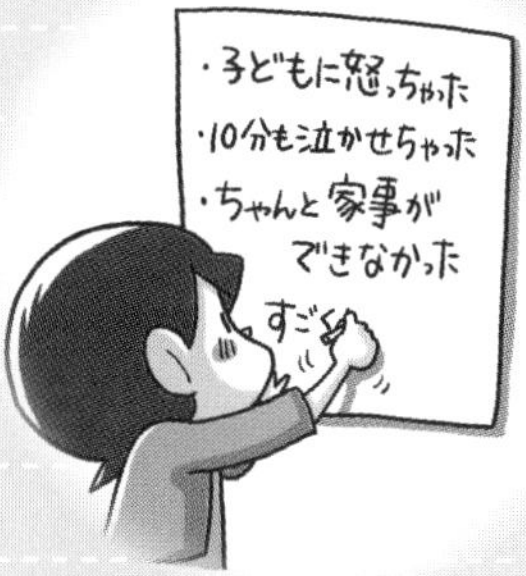

・子どもに怒っちゃった
・10分も泣かせちゃった
・ちゃんと家事ができなかった
すご

1 自分を責めてしまう出来事を思い出して、具体的に書き出してみましょう。

2 1で書いたことに対して、「はたして自分を責める必要があるのだろうか?」と考えてみましょう。

3 次に、「自分を責めた結果、いいことがあったか」を考えましょう。

4 自分を責める前に、具体的に何かできる行動はないか考えましょう。

5 行動が浮かんだら、「次はやってみる」と決め、「自分を責める思いを手放します」と言いながら、1で書いた紙をビリビリにやぶきます。

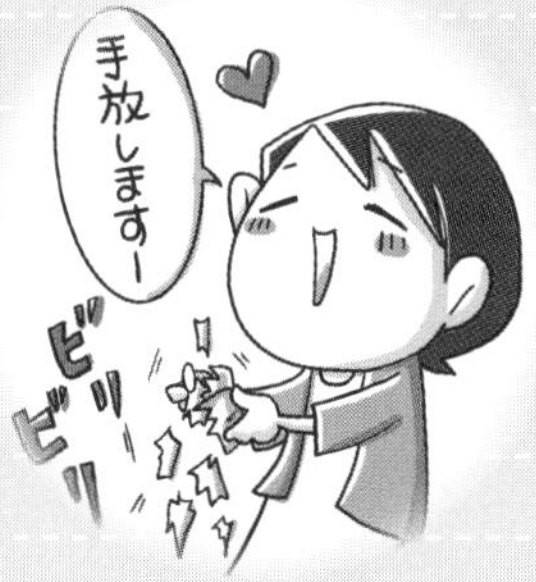

手放しますー
ビリビリ

17 思いきり泣く

83ページで紹介した感情日記は、感情のフタを外す作業・練習です。これを見ると「私を認めてほしいのに……」という悲しみが、心のなかにいっぱい詰まっていることに気づきます。

それが、自分自身の本当の気持ちです。それに気づくことができたら、涙があふれてくるかもしれません。そんなときは素直に泣きましょう。泣いていいんです。涙を流すことは心を整える最大の方法です。

もし、どうしても泣けないという場合は、悲しい映画を観たりして泣くのもひとつの方法。懐かしい歌や、切ない歌を聴いてもいいですね。

世の中にはたくさんの歌がありますが、悲しみを歌った歌が愛される理由のひとつには、気持ちをデトックスする（悪いものを外に出すこと）お手伝いをしてくれる、という要素があるからだと思います。

涙を流したいときに観る映画を決めておくのもよい方法です。私のおすすめの映画は、『うまれる』（豪田トモ監督、２０１０年）。生まれてきた意味や家族の絆《きずな》などを考えさせられ、さまざまな葛藤を持っている人にもたくさんの気づきがあると思います。

思いきり泣くことで、心にたまっていた悲しみがとれていきます。

★短い時間で思い切り泣く方法

●動画

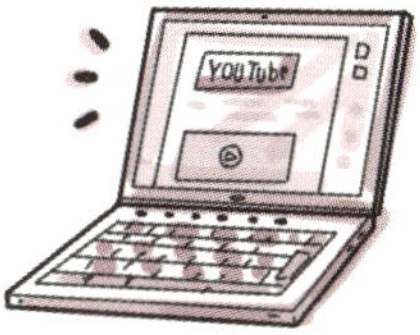

ユーチューブなどで泣ける動画を集め、ゆっくりできるときに見ます

●歌

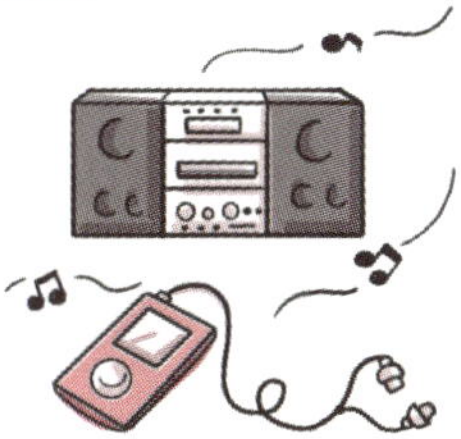

泣ける歌を聴きます

●本

泣ける絵本や小説のクライマックスシーンなどを読みます

●言葉

お風呂に入りながら、「私、毎日がんばってるね。ありがとう。泣いていいよ」と言いながら、がんばっている自分を思い出して涙を流します

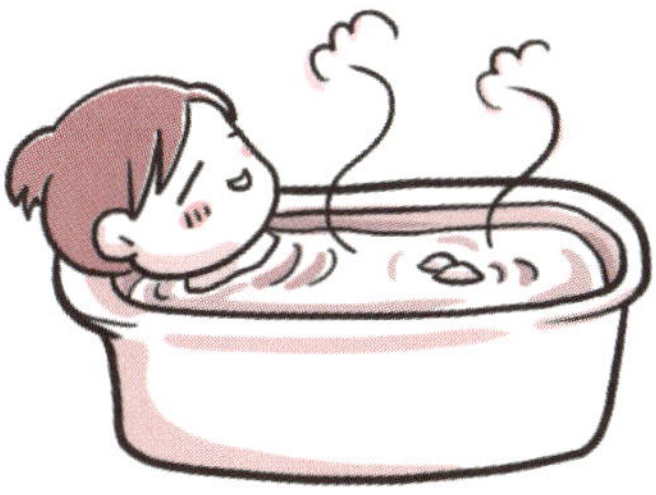

18

生活にワクワクを取り入れる

産後は育児に時間をたくさんとられます。しっかりと休息をすることは大切ですが、そのなかで時間をつくりながら、「好きなこと」を少しずつ生活に取り入れましょう。

とはいっても産後なので、海外旅行やハードなスポーツなどはむずかしいでしょう。休日にご主人に子どもを預け、日帰りできる小旅行をしてみたり、家でできるエクササイズで体を動かすなど、やりたいことをワンサイズ小さくしながら、好きなことの「エッセンス」を実現しましょう。

ママになったからといって、あなた自身が変わるわけではありません。「子どもがいるから何もできない」と自分にブロックをかけていると、子どもが大きくなってからもそのブロックを外すことができず、何もできなくなってしまうことがあります。

好きなこと、ワクワクすることは、乾いた心を潤わせるエッセンスになります。「ワクワクボード」をつくってみましょう（左ページ参照）。絵を描いたり、写真を貼ったり、実行する時期を書き込んだりすることで、ますますワクワクが広がっていきます。

★ワクワクボードをつくろう

好きなものをどんどん貼ったり、書き込んだりして、見るだけでワクワクするボードをつくりましょう。完成したら部屋に貼って1日1回は眺めます。

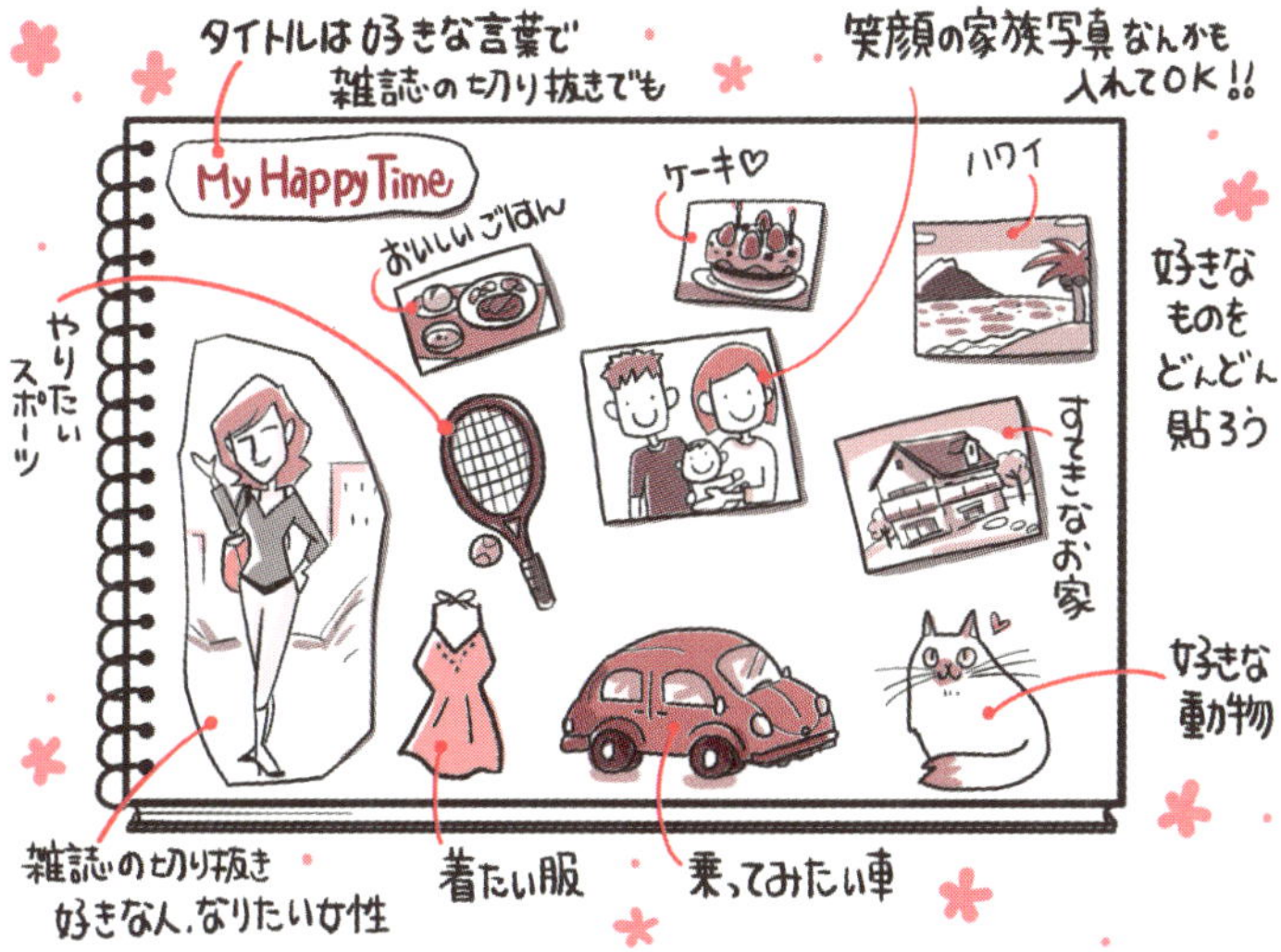
タイトルは好きな言葉で
雑誌の切り抜きでも
笑顔の家族写真なんかも入れてOK!!
My Happy Time
おいしいごはん
ケーキ♡
ハワイ
好きなものをどんどん貼ろう
やりたいスポーツ
すてきなお家
好きな動物
雑誌の切り抜き
好きな人、なりたい女性
着たい服
乗ってみたい車

●準備するもの

好きな雑誌、好きな写真、好きな言葉、家族の写真、自分の夢を書いたカードなど。コルクボードや厚紙など貼り付けられるもの。のり、マスキングテープ、マジック、かわいい紙、パンチ、かわいくクラフトできるものなど。

●つくり方

①写真や絵、カードなどを並べる。
②台紙に好みのバランスで貼り付けていく。好きな言葉や、お気に入りの写真など、マスキングテープなどでかわいく飾り付けて。
③制作日、タイトル（ワクワクするタイトルで）を付けて、できあがり。テーマを変えて違うボードをつくったり、写真などを貼り変えたりしてもOK。

19

頼り上手になる

女性のほとんどが「がんばりやさん」です。それは「がんばれる人」だからでしょう。人に頼ることはよくないと思っている人も多いのも事実です。でも、子育てをしているとどうしても人に頼らざるを得ない場面が出てきます。

たとえば、病院に行きたいので1時間だけ子どもを預かってほしい、役所に届出があり、夕方まで子どもを預かってほしい……などなど。

核家族化が進み、昔ながらの三世代同居世帯はなかなか稀少な存在になっています。だからこそ、家庭の中でも地域でも、人に頼ることを覚える必要があります。

まずはトレーニングと思って、いろいろな人に声をかけてみましょう。なかなか声をかけづらい場合は、まずあいさつから。ゴミ置き場や、マンションならエレベーターやエントランスで会ったご近所さんに、「こんにちは」のひと声を……。

ご近所さんにあいさつできるようになったら、小児科などで隣に座ったママ、子育て支援センターで会った人にもあいさつします。顔見知りを増やしてそこから友だちをつくりましょう。先輩ママと顔見知りになれたら、とても心強いですね。私も子どもが小さい時はマンションの隣の人にとても助けてもらいました。

「でも、私、その人に恩返しができない……」と考える人がいますが、決してそうではありません。日本には「恩送り」という素敵な言葉があります。恩をまた別の人に返すことで、最初に助けてもらった人への恩返しになるという考え方です。1年生ママでも、数年後には先輩ママ。そのときに、身近な1年生ママを助けてあげれば、立派な恩送りです。

頼るときは、具体的にお願いの内容を話して「お願いできる？」と聞いてみます。どうしても友だちには頼みづらいという人は、まず地域のファミリーサポートや、民間サービスを利用してみましょう。

★恩送り

いただいた恩を別の人に返すことで、好循環が生まれます。

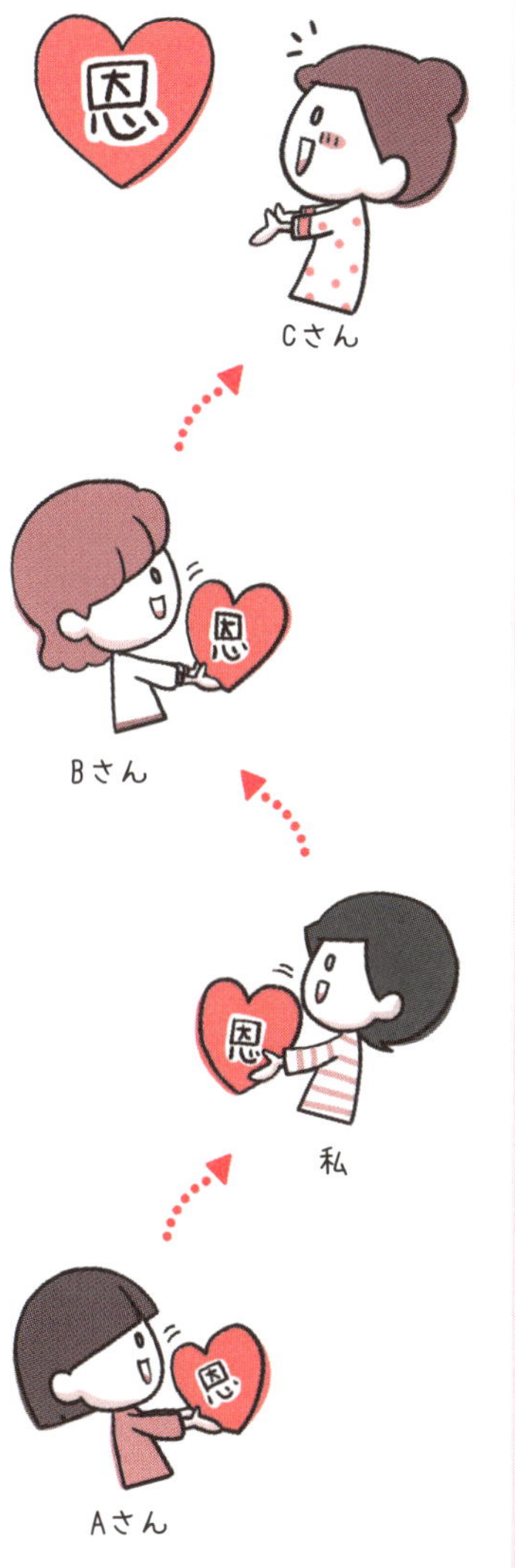

20 ウソでもいいから笑う

今、眉間《みけん》にシワをよせていませんか？

私も長女を育てているときはそうでした。そもそも子育てに関して「大変」というイメージしかなかったからです。でも子どもは、そんな私を見てよく笑ってくれていました。子どもに笑ってもらえると、私も心が元気になるのを感じたものです。

笑うことは体から緊張をとり、心をワクワクさせてくれます。自己免疫力を上げて健康にもなれます。なんて幸せなんでしょう！

そして、あなたが笑うと赤ちゃんも笑います。家族も笑います。笑顔がつぎつぎにうつって、さまざまなことがいい方向に変化していきますよ。

笑いたくなくても、笑ってみましょう。口角《こうかく》を上げることを意識するだけで、脳は「幸せ」と認識して脳内ホルモンを出し、リラックスさせてくれる効果があります。

また、最近は「ラフターヨガ（笑うヨガ）」というエクササイズがあります。私も何度も体験して、はまっています。おなかの底から「あははは～」と笑っているだけですが、すごく運動した感じがします。笑いすぎておなかが痛いってことありますよね。実際、腹筋を使っているからです。あなたも、どんどん笑ってまわりも笑顔にしていきましょう。心がポカポカになります。

★いつでもできる笑顔トレーニング

1

ちょっとしたことでも、わざと大笑いをしてみましょう。

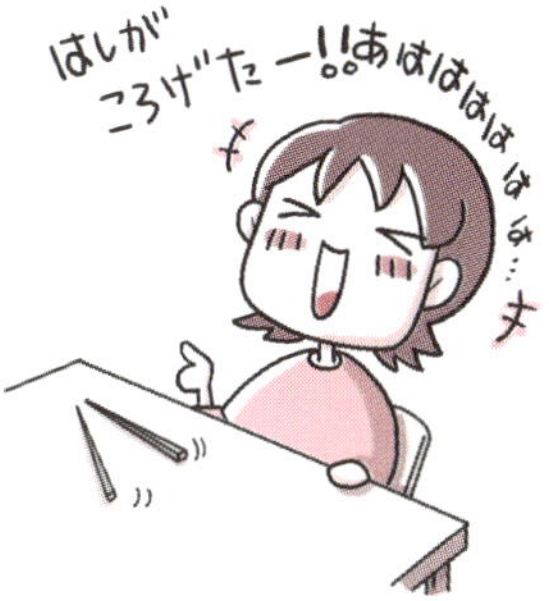

2

家事をするときは、常に口角をあげて。無理やりにでも笑顔をつくると、笑顔への抵抗感がなくなります。

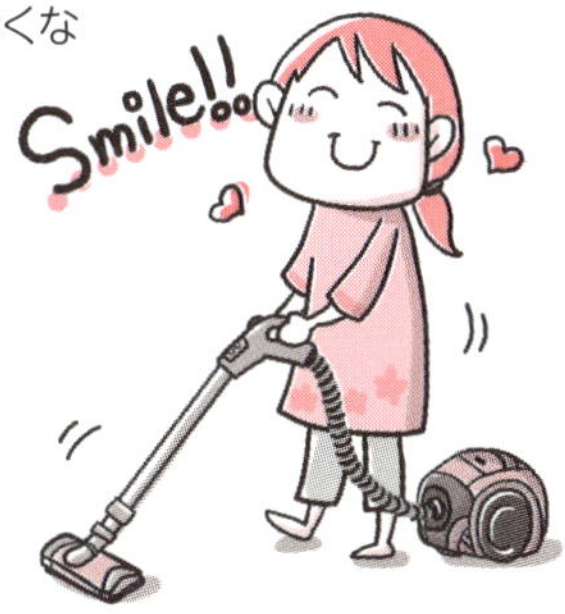

3

台所などよくいる場所に鏡を置いて、鏡に映ったら口角を上げる習慣を（セルフイメージがアップします）。左右交互に口角を上げて、上げたほうの目で5秒ずつウインク。左右1セットで10回どうぞ。

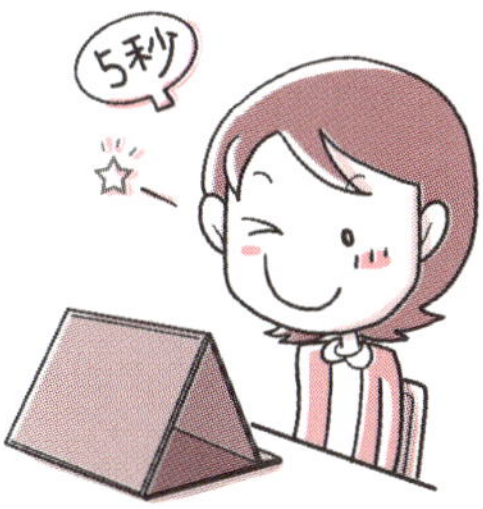

21 生活に色を取り入れる

私たちが生活する中で、色は心に大きな影響を及ぼしています。

産後はとりわけ「ピンク系」のものがベスト。ピンクは「子宮」の色でもあり、ハート（心臓）の色でもあります。産婦人科でもピンクが使われていることが多いですね。

色を見つめることで、心も体も温まったり穏やかになったりする効果があります。最近では、「カラーセラピー」などという言葉も耳にします。これは、色が心に大きな影響を与えていることを、多くの人が理解するようになってきた証拠なのだと思います。

たとえば、集中力を上げたいときは青や紺色、水色などの寒色系の衣服を着ます。温かみのあるお部屋にしたいときは、赤やオレンジなどの暖色系のカーテンやインテリアを使ったりすると効果的です。

産後はとくに自分自身をいたわることを中心に考えて、色選びを楽しんでみてください。メイクや着るものでも女性の心が変化するように、見えない下着や持ち物、毎日使うマグカップなど、心地よい色に囲まれてみることで、心もどんどん元気になってきます。

★日常の中に産後に効果的な色を取り入れよう

心や体を温めたいとき

ピンク

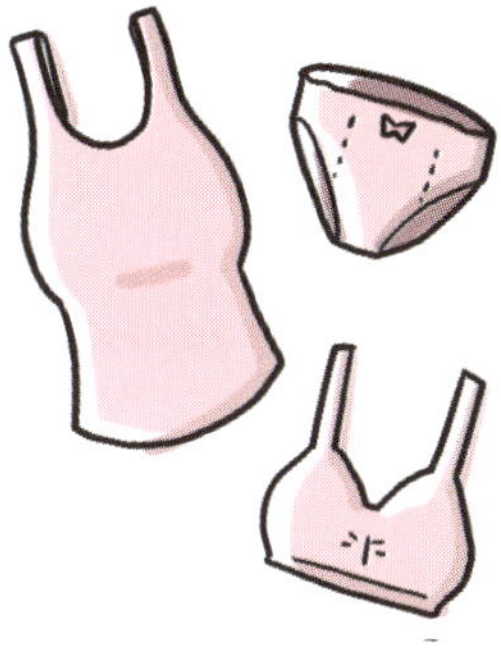

下着などに最適.

なんだか元気がでないとき

赤

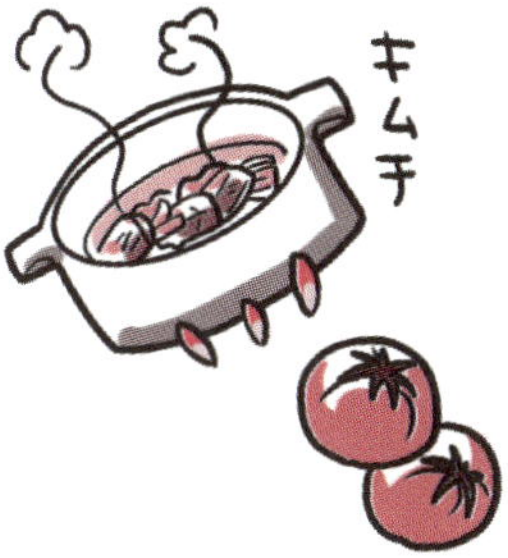

赤い色の食材を食事に盛り込んで、エナジーアップ

最近笑っていないとき

黄

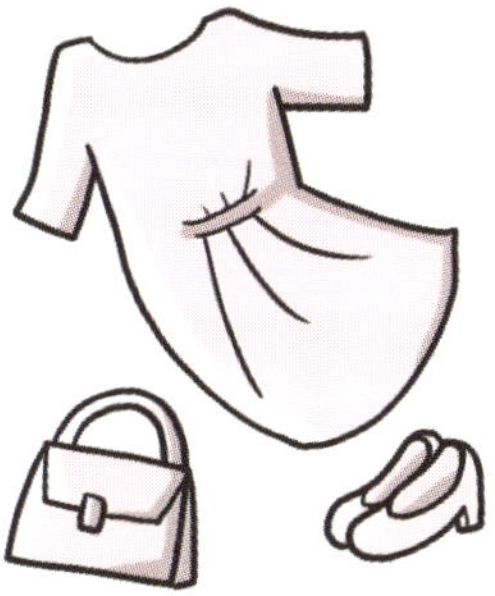

洋服やファッション小物などに取り入れてハッピーな気持ちに

穏やかな気持ちになりたいとき

アースカラー

(ブラウン、カーキ、モスグリーンなど)

マグカップや、文具、ハンカチなどの小物に取り入れたり、抱っこひもなどに使ったりして落ち着きと大地のパワーを感じましょう

22 不要な物は捨てる

不安が多い人はクローゼットが洋服や物でいっぱいです。「あぁ〜、私のことだわ〜」なんて人もいると思います。

不安を解消するために何かをストックしたり、「いつか使うかもしれない」と、どんどん物をため込んだりしていませんか？

「産後に痩せたら着よう！」と思っている服や、10年以上も着ていない洋服を「高かったから」とずっと持っていたり……。また、「これいいよ！」と言われて買ってみたけど全然使っていない育児グッズや、この情報はいつか必要と捨てられない子育て雑誌などがたまっていたりしていませんか？

このような状態では、物に心を奪われて、本当に大切な思いや気持ちを忘れてしまうこともあります。

育児中は、なかなか部屋の片付けができないかもしれませんが、たとえば、いらないレシートを捨てたり、めったに行かないお店のポイントカードを処分したり、妊娠中に読んでいた雑誌を処分したりするくらいはできますよね。

不要なものを少しずつ手放していくことで、心もスッキリしていきます。

いらないものを手放す方法

1

まずは、無理せずにできる範囲で片づける場所を決めます。小さい引き出し1つでもOK。

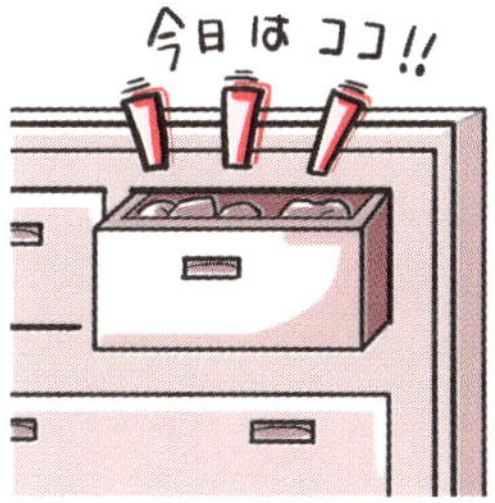

2

1で決めた引き出しの中身を全部出します。

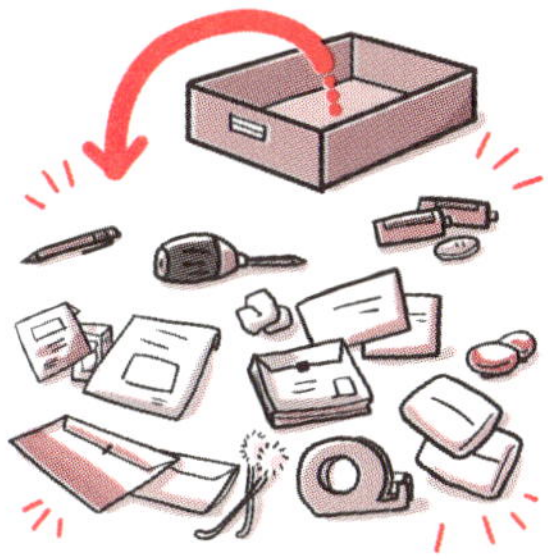

3

出したものをひとつずつ見て、明らかにゴミになるもの、今使っているもの、使っていないものの3つに分けます。

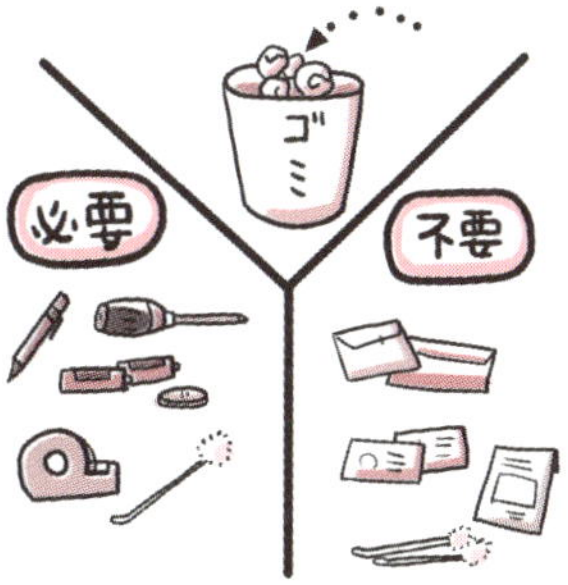

4

使っていないもので、「いつ使うか」がすぐ出てこないようなら処分。同じようなものが何個もある（耳かきが5本など）場合は、管理できる量だけ残し、あとは処分。少しずつ片づけることで、次に買い物をするときにも、本当にいるものだけを買えるようになります。

23

一日一回、外の空気を吸う

なんだか心がモヤモヤしているときは、外に出てみてください。外の空気を吸うことで気持ちがリセットされます。

まずは、「一日一回、外靴を履く」ことからはじめてみましょう。遠くへ行かなくても、ベランダやちょっと外に出て日光を浴びるだけでも違います。

家の中にこもり続けていると、どんどん背中も丸くなり、心も閉じてしまいがちです。心も光合成が必要なのです。光を浴びて大きく伸びをして、胸を開き、心をほぐしましょう。

赤ちゃんが3カ月を過ぎたら、いいお天気の日は短時間でも外に出て、親子で積極的に外気に触れていきましょう。散歩がてら、地域の子育て広場などに足を延ばすことで、子育て仲間も見つかるかもしれません。

そして、ときには、木の生い茂る豊かな自然のある場所に足を延ばすことができたらいいですね。森林浴は心を元気にしてくれます。

外に出られないときは、窓を開けるだけでも効果がありますよ。

★外気をいっぱい吸い込む「呼吸ストレッチ」

1 ベランダや公園など、全身で空気を感じる場所で、両足を肩幅にひらいて立ち、おなかと背中に手を当てます。

2 息を吐ききって、ゆっくり鼻から息を吸います。吸う時は、肋骨の間が広がるイメージで、胸とおなかの両方が広がることを、手のひらで感じましょう。

3 鼻から息を吐くときは、下半身にひっぱられるようなイメージで胸とおなかの両方をへこませます。

2と3を10回以上くり返し、深い呼吸をします。

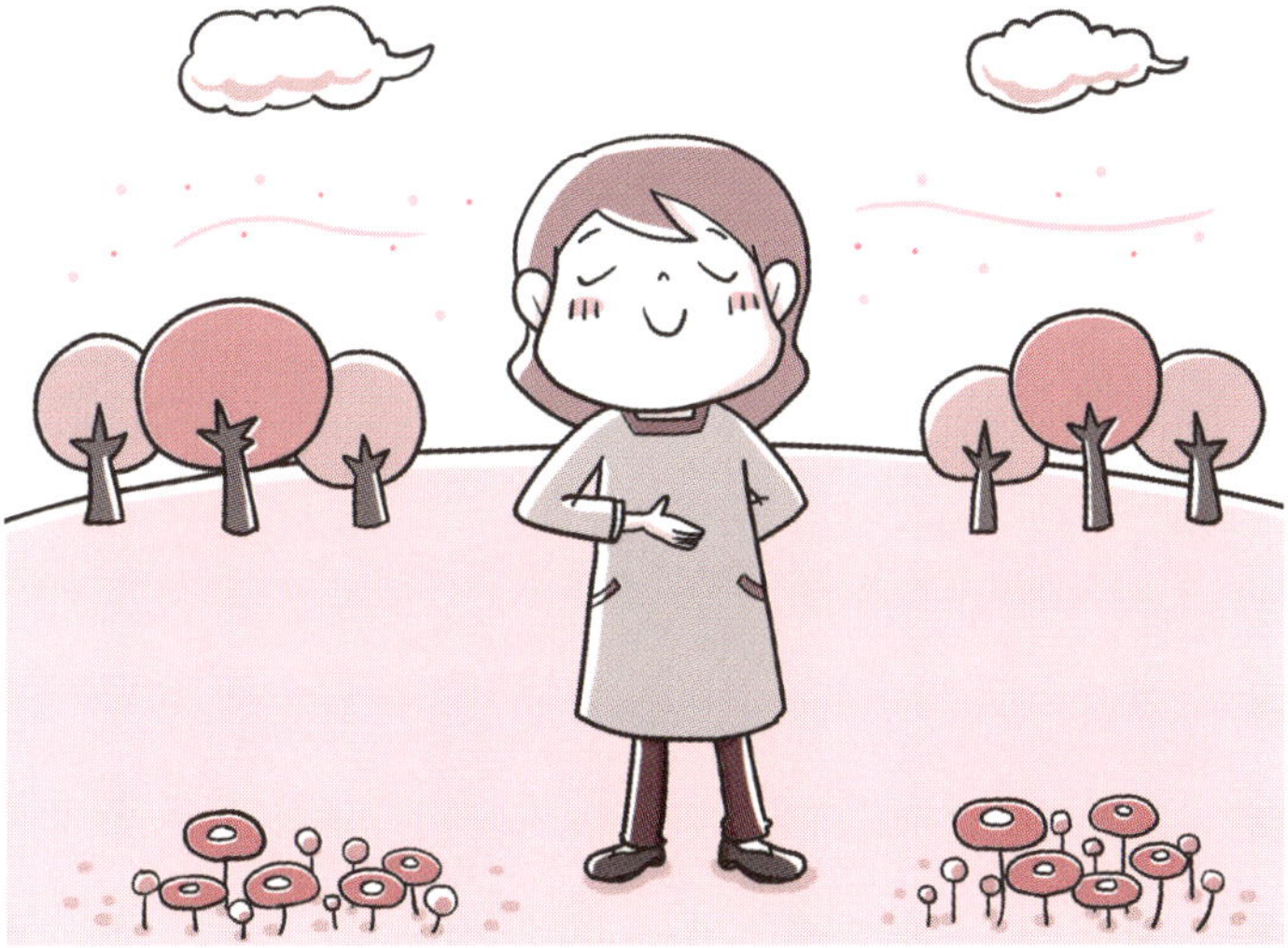

24 五感を使う

赤ちゃんとお出かけをするときは、五感を使うように意識しましょう。

- 視覚――空の色、木の葉の色を感じたり、お店のディスプレイを眺めたり。
- 嗅覚――花や木々の香り、季節の香りを感じてみる。
- 触覚――頬に触れる風はどこから吹いている？　葉っぱを触って質感を感じる。
- 聴覚――街中の音、子どもの声、風の音、雨の音などを聴く。
- 味覚――散歩途中でちょっと試食をしたり、公園で食べるお弁当を味わったり。

あなたが感じた、その気持ちを赤ちゃんに伝えましょう。妊娠中ならおなかの中の赤ちゃんにもぜひ話しかけてください。

普段の子育てでも、五感で感じることはとても大事です。赤ちゃんに触れて体温を感じ、目を見つめて様子を見て、耳を澄まして声を聞き、匂いをかいで排泄しているかどうかを知り、離乳食を味見して与える……。五感を使って赤ちゃんの様子を観察すると、異変にもすぐに気づける力がつきます。

★お風呂で五感を磨こう

●視覚

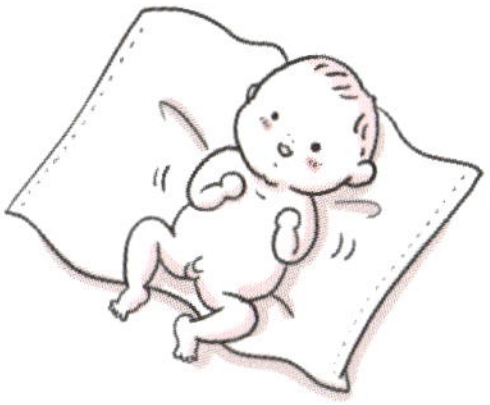

赤ちゃんの洋服を脱がせたら、皮膚の色をチェック。湿疹などの肌トラブルがないか確認しましょう。

●嗅覚

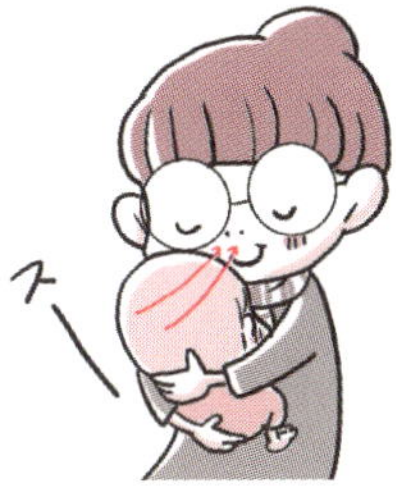

赤ちゃんの匂いをかいで。お日様のような子どもの匂いをかぐと心も元気になります！

●触覚

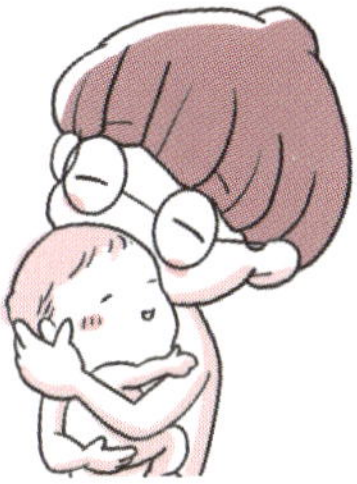

ママも裸になったら、裸の赤ちゃんを抱っこ。体温などを肌で感じましょう。

●聴覚

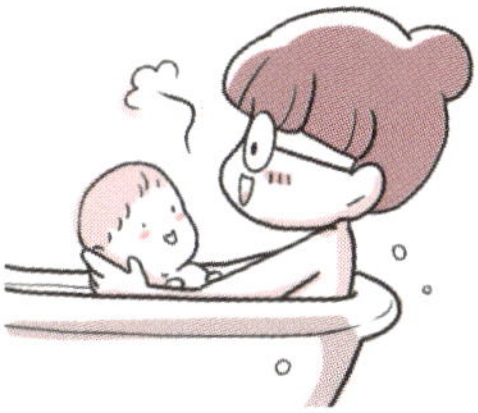

お風呂で歌を歌って。自分自身の声にも耳をすませてみて。

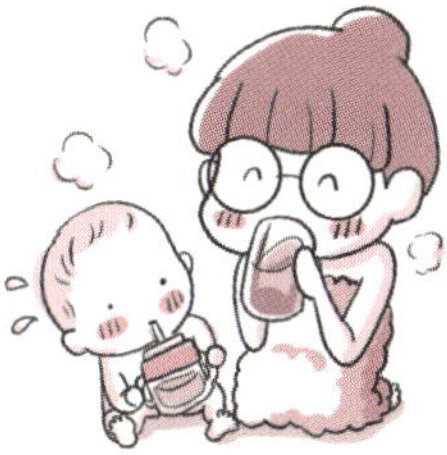

●味覚

お風呂あがりに、水や麦茶などを一口飲んで、よく味わいましょう。

25

ポジティブな言葉を使う

言葉を発するとき、脳は、同時にその言葉を耳からの情報として取り入れます。たとえば相手に対して、「なんで、そんなにバカなの？」と言ったとします。そのとき脳は、主語に関係なく「バカ」という言葉を、情報として認識します。

子育てをしていると子どもに対して、「なんでちゃんとしないの」「のろのろしないで早くしなさい！」「キレイに食べなさい！」「もっとよく考えなさい！」など、ネガティブな言葉を発してしまいがちですよね。

でも、それは結局、すべて自分に返ってきます。ネガティブな言葉を口にするたびに、自分の中にたまって、どんどんネガティブな気持ちになってしまいます。反対に、ポジティブな言葉をどんどん使ったら、心もポジティブに向かっていきます。

ポジティブな言葉をたくさん発してみましょう。そして、自分のいいところを見つけることができたら、「自分は大切な存在、かけがえのない存在なんだ」と思えるようになりますよ。

★毎日使いたいポジティブな言葉

日常の中で、ポジティブな言葉をたくさん発するように心がけましょう。

ありがとう
感謝しています
笑顔だね
素敵だね
にこにこだね
ついてる
ラッキー
かわいい
大好き
愛してる
幸せ
楽しい
うれしい
ハッピー
最高
おいしい

●自分のいいところを見つけるワーク

自分のいいところを見つけて、自由に書き出しましょう。

〈例〉
私はかわいい、私は元気、私は笑顔、私は幸せ、私は楽しい、私はラッキー

私は　　　　　　私は
私は　　　　　　私は
私は　　　　　　私は
私は　　　　　　私は

26

子どもと少し離れてみる

子どもに向き合うことに本当に疲れた……と思うときは、夫や近所のママ友に子どもを預かってもらい、30分でもひとりになってみるのもいいかもしれません。離れてみると、子どものことを大切に思っている自分に気づくことができたりするからです。

私は長女を出産後、どうしてもひとりでカフェに行きたくてしょうがなかったときに、娘を夫に預けてコーヒーを飲みにいったことがあります。あれから10年がたちますが、そのときのコーヒーの味は、鮮明に記憶に残っています。

ひとりで30分買い物をしただけでも、子どもを抱っこしていないことやベビーカーがないことの身軽さに気づきます。そんなとき、「あぁ～、私、毎日がんばっている!」と思えます。誰かに預けることが、母親失格なんて思わなくて大丈夫。「ママね、どうしてもコーヒーを飲みたくなっちゃって、ちょっとだけお店に行ってくるね」と、子どもに素直に気持ちを話しましょう。

そして帰ってきたら、「ごめんね」ではなく、「待っててくれてありがとう♡」としっかり子どもを抱きしめてあげてください。きっと心のモヤモヤが晴れていきます。

★ひとりでゆっくりするおすすめコース

アロママッサージ
香りとトリートメントで癒されます

美容室
気持ちをリフレッシュ。人にシャンプーしてもらえるって気持ちいい！

オシャレなカフェ
ちょっと高めのおいしいお茶を飲んでみる

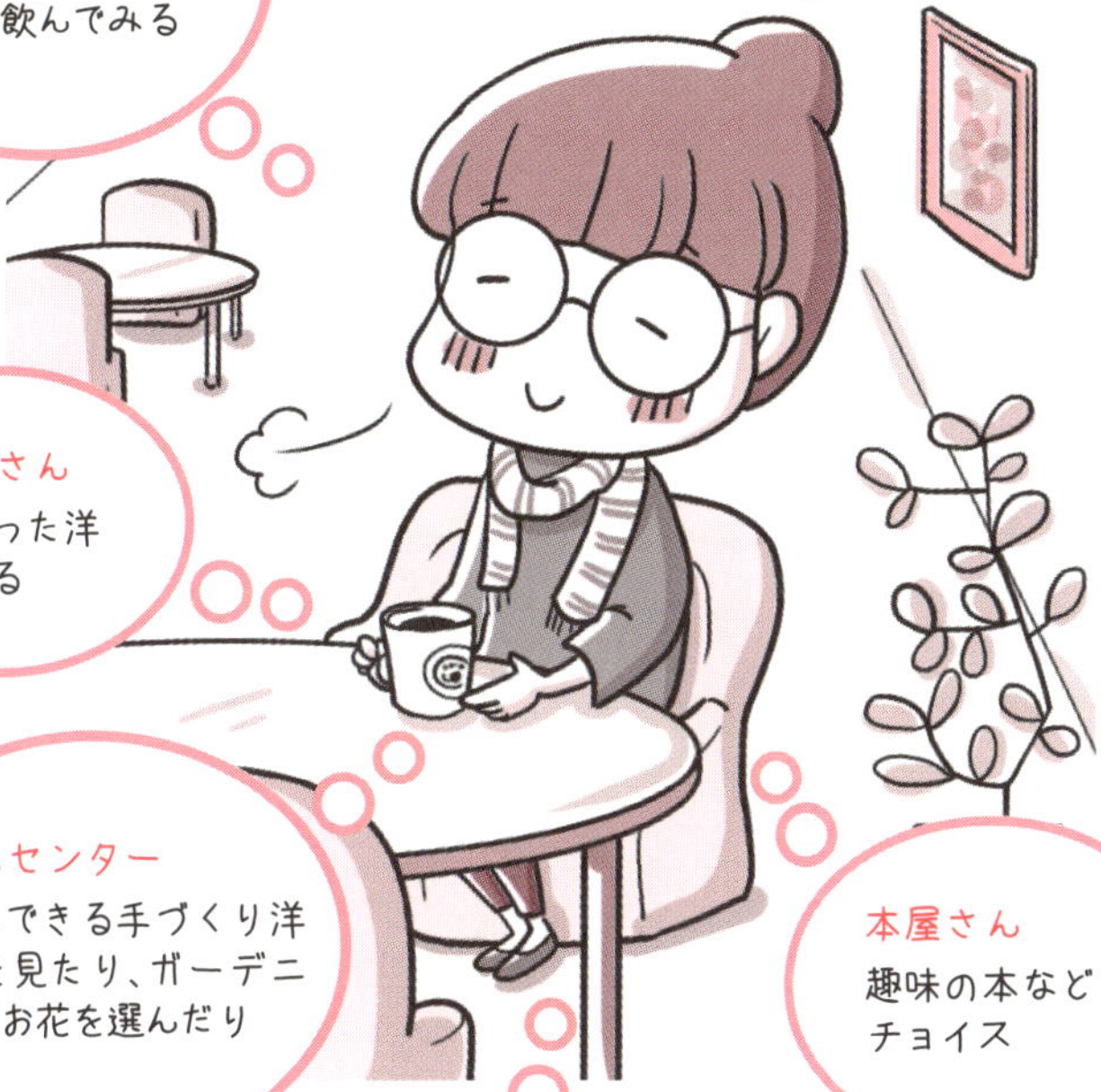

洋服屋さん
欲しかった洋服を見る

ホームセンター
簡単にできる手づくり洋裁品を見たり、ガーデニングのお花を選んだり

本屋さん
趣味の本などをチョイス

雑貨屋さん
自分のためのオシャレ雑貨を購入（文具とか、手帳とかもgood）

27

親との関係をふり返る

子どもを育てていると、自分の子ども時代がフラッシュバックすることがあります。そんなときは、「自分は母からどうされたかったんだろう」「なぜ、母は私にあんな態度をとったんだろう」「なぜ家族中が父の機嫌とりをしなければならなかったんだろう」など、親との関係性をふり返ってみましょう。その後の子育てが楽になってきます。

自分と親の関係に向き合うことは、ときには苦しい作業かもしれません。でも、覚えておいてほしいのは、「子どもは親を選んで生まれてくる」という考え方です。どんなに嫌な家庭環境だったとしても、あなた自身が親を選んで生まれてきたと考えてみてください。

本来どんな親も、「子どもには幸せになってほしい」と願っています。それなのに、親子関係が望んだものではなかった人は、きっとどこかでボタンを掛け違えてしまったのかもしれません。でも、それも含めて、みんな自分で決めてこの母から生まれてきたことだとしたら、親との関係がクリアになってくるはずです。

そして、今、目の前にいるわが子も、あなたを選んで生まれてきました。そう考え

★親との関係をふりかえるワーク

親にしてもらって
うれしかったことは？
書き出して感謝しましょう。

親にしてもらって
うれしくなかったことは？
その時の気持ちを感じて「つらかった」
「さみしかった」などの気持ちを書き出し
認めてあげましょう。

ると、とても愛おしくなりませんか？
自分と親との確執に向き合い、関係をクリアにできたとき、きっと自分らしい笑顔いっぱいの子育てができるはずです。

子育ての目的は「自律」と「自立」

なかなか思い通りにはいかない子育てですが、子育てにはゴールがあります。子育ては「期間限定」（そのときしか味わえない）のものなのです。

たとえば、期間限定スイーツを食べるとき、ひと口ひと口味わって食べませんか？　それは、そのときしか食べられないことがわかっているから。実は、子育てもそれと同じで、そのときしか味わえない喜びがたくさんあります。それをしっかり感じながら子育てをすると、その子の個性を味わいながら子育てができるようになります。

では、子育てのゴールってなんでしょうか？

それは、子どもの「自律」と「自立」です。「自律」とは自分を律する力、「自立」とは自分で生活する力。その両方が育って、社会の一員となって、いつか親元を離れていくのです。親元を離れても親子関係は続きますが、このゴールがあることがわかるだけでも、目標を持って子育てができるようになります。

子育てでは、「育ちを見守る」ことがとても大切です。「自らやりたい」という気持ちでさまざまなことに取り組めるよう、親は子どもが自律・自立するために、環境を整えて見守ってあげましょう。

そして子どもを「見つめること」「信じること」を忘れずに、子育てのゴールに向かいましょう。

Chapter
4

こんなことで悩んでいませんか？

たくさんのママが
つらい気持ちを抱えたまま、
誰にも打ちあけられず、
孤独な子育てをしています。
そこで、この章では、
育児相談でママたちから
多く聞かれる悩みを
ピックアップして、回答しました。
少しでも気持ちが楽に
なれたらうれしいです。

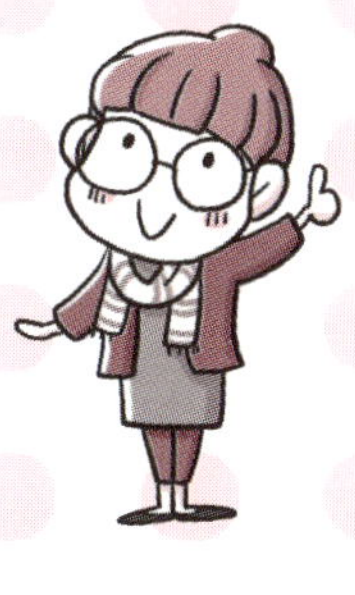

悩んでいます
1

赤ちゃんがかわいいと思えません。
そんな自分がイヤになります。

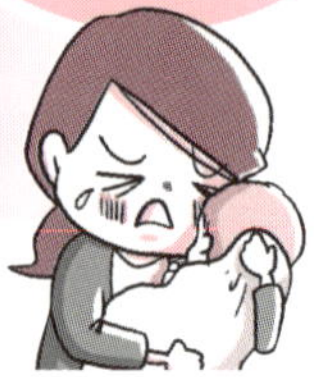

命の原点に思いをめぐらせてみよう

出産は、女性にとって人生の中の大きな出来事です。ホルモンの分泌の変動（24ページ参照）とともに、体も心も環境も、これまでとは大きく変化します。この時期には、「赤ちゃんがかわいいと思えない」ということはよくあることなのです。

そんな自分に母親失格の烙印《らくいん》を押してしまうママも多いのですが、そんなときは、あなたが産み出した「命」の原点について考えてみましょう。

新しい命を育むこと（妊娠・出産）は、決して当たり前のことではありません。とてもとても大変で、奇跡的なことなのです。

実は、あなたの命は、あなたのおばあちゃんのおなかの中ではじまっていたのです。つまり、おばあちゃんがあなたのお母さんを妊娠中に、胎児だったお母さんの体内には、卵子がすでにできていたのです。

卵子の数は胎児期がピークで、なんと７００万個もあると言われています。その後、出生時に２００万個　初潮の始まる思春期に20万個とどんどん減っていきます。つまり、この中のたった１つの卵子こそが、あなた自身の元になったのです。そして、５０００～2億個の精子が、その１つの卵子に向かってトライアスロンのように激しく競争し、たった1つの精子だけが受精できるのです。

受精したあとも難関が待ち受けています。その受精卵の状態や、子宮のなかの状態によっても、妊娠が継続しない場合もあります。

そう考えてみると、あなたの命が生まれた確率は、年末ジャンボ宝くじで1等が当たる確率以上の、途方もなく奇跡的な確率なのです！

あなたが生まれたということだけでも奇跡なのに、あなた自身が子どもを授かり、産み、育てるということは、信じられないほどの奇跡的なつながりなのです。

子育ての最中は、肉体的にも精神的にもつらいことがたくさんあるかもしれませんが、そんなときは、命の原点に思いをめぐらせてみましょう。

あなたが生きていること、そしてあなたが命を産んだことの「奇跡」を感じることで、赤ちゃん、そしてあなた自身に対し、しなやかな気持ちになれるかもしれませんよ。

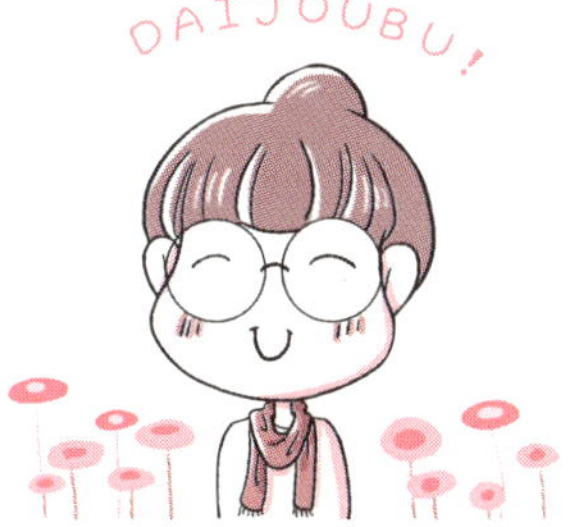

悩んでいます
2

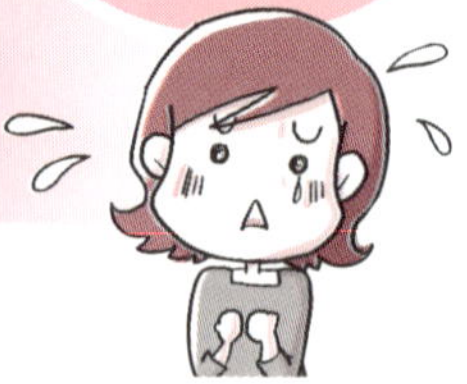

夫が子育てに、非協力的です……。

夫婦で話す時間をつくることからはじめてみて

「夫が協力的でない！」というママたちからの悩みも多く聞きます。協力的でないパパの大半が、自分の仕事のことで手一杯だったりします。もしかしたら、子どものころに何かつらい体験をして、親になることにとまどっているのかもしれません。心の奥では「協力したい」と思っていても、自信がなかったり、何をしていいかわからなかったりしているのかもしれません。

「よそのだんなさんは何でも手伝ってくれる」なんて、話すと逆効果です。そんなときは、**「5分でいいから、話を聞いてくれる？」と、夫婦で話す時間をつくることからはじめましょう。**もし忙しすぎたら、交換日記でコミュニケーションをとるのもいいでしょう（『夫婦産後手帳』〈アイナロハ刊〉もおすすめ）。

パパにお願いするときは、「洗濯物はこう干してね」「おむつはこうしてね」などと具体的にお願いしてみましょう。そのほうがパパにとってもありがたかったりします。

ママよりも、ゆっくり「親」となっていくパパ。せかさないで、一緒に「親」になるステップを踏んでいきましょう。また、ママと赤ちゃんの間に入り込めないパパもいますから、そんな様子を感じたら、積極的にパパに声をかけていきましょう。

悩んでいます 3

グズリがひどくて、私のほうが泣きたくなってきます。

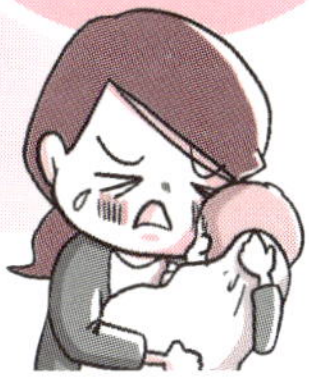

ときには泣いてもいいのです。自分の気持ちに素直になってください

赤ちゃんが、なかなか泣きやまないと、本当につらいですよね。私もどうしていいかわからなくなって、何度も泣きました。だってね、一生懸命やっているのですから。

そんなときによく効く魔法の呪文があります。それは、**「大丈夫、大丈夫。大好きよ！」**。そう赤ちゃんにささやいてみましょう。「大丈夫」と口に出すと、それは赤ちゃんに向かって言っているだけでなく、自分自身にも言っていることになります。

子育てをしていれば、笑える日もあれば、反対に大泣きの日もあると思います。母子の関係ははじまったばかり。いろいろな日があっていいのですよ。

ママも泣いたってかまいません。つらい気持ちを我慢し続ければ、いつか必ず爆発します。それよりも、泣いて感情を吐き出したほうが健康的です。

そして、赤ちゃんをよく観察しましょう。どんなときにグズリがひどくなりますか？たとえば、お昼寝前は何をしてもダメなタイプのお子さんもいます。眠いときは、赤ちゃんの感情もむき出しなので、何をしても泣きやまないものです。そう思うだけでも、気持ちが楽になりますよ。

悩んでいます
4

子どもがいると、何もできません。
もっと自分の時間がほしい！

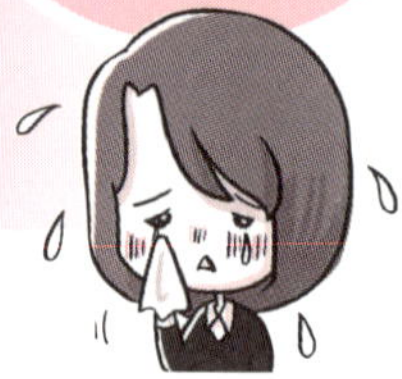

小さな目標を実現させることからはじめましょう

たしかに子どもがいると、物理的に何もできないときがあるかもしれません。でも、本当のところはどうなのでしょうか？

本当は動けるのに、動き出していないだけだったりしませんか？

自分自身の気持ちにもっと向かい合ってみてください。「こんなことがやってみたい！」という思いは誰にもしばられることのない、自由な思いです。それなのに、そこに理由をつけてできないように勝手に思い込み、自分の思いにブロックをかけていませんか？

そんなときは、「できない」という思いを手放して、**小さなことから「やってみる」ことが大切**。たとえば、資格をとりたいなら毎日10分ずつ勉強をしてみる、習い事をしたいなら子連れで習える託児付きの教室を探してみるなど。

「でも、でも……」と思っている人がいたら、自分ができるもっと小さな目標に変えて実現してみましょう。たとえば、エステに行きたいなら、いつもよりちょっと高価なフェイスシートパックを買って、お風呂あがりに10分だけ贅沢な時間をつくってみる。おいしいスイーツを食べたいなら、自分のためにケーキを焼いてみる……。どんなことでもかまいません。

日々の生活に追われていると、「自分の人生を生きている」ことをつい忘れ、視野が狭くなってしまいがちです。だから、身のまわりの小さなことからひとつずつはじめることが大切。

「私はこれをする」と決めるだけで、人生は自分のものになります。

自分の人生を生きられるようになると、自分が満たされるので、子どもにもおおらかな気持ちで接することができます。すると、子どものやりたいことを尊重できるようになっていきます。

「子どもがいると何もできない」という思い込みから解き放たれた子育てができるようになるはずです。

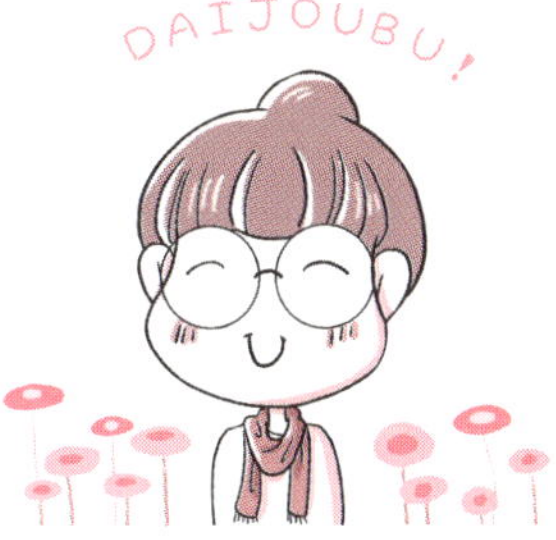

悩んでいます
5

子育てって、自分を犠牲にすることですよね？

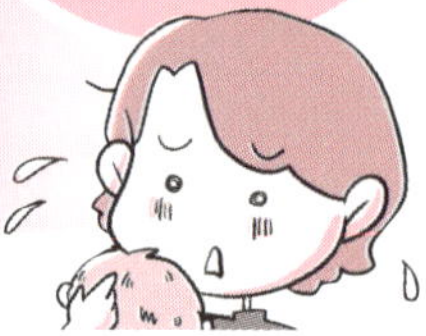

子育てをしながら、私たちが育てられています

子育てをしていると、「自分を犠牲にしている」と感じることもあるかもしれません。かつての私も、そんなふうに考えていたことがありました。今思うと、大きな勘違いをしていたと思います。

当時、私は「自分のことはどうでもいいから、この子をいい子に育てなきゃ」という**自己犠牲の子育て観**を持っていました。しかし、子ども自身をしっかりと見つめること（観察すること）で、子育ての大切なことが学べるようになりました。

まずは**五感を使って、たくさんのものを感じること。**五感を働かせて子どもを見つめることで、今まで意識してこなかった感覚を取り戻すことができます。子どものぬくもりを感じ、肌に触れ、香りをかぐことで、いろいろな変化を感じることができるようになります。

大人になると、頭で考えることが中心になりますが、五感をフルに使うことで感覚的な部分が目覚め、今まで使っていなかった自分の才能や本能に気づきます。まさに、自分自身を成長させてくれているということに気づかされます。

たとえば、子育てが落ち着いてから仕事をはじめると、直観力が以前よりすぐれていたり、視野が広くなったりしている自分に気づくことがありますが、それは、子どもとともに成長してきた「親力」のなせるワザだったりします。

また、感覚が開花するだけでなく、社会とつながる力も子育てを通して身についていきます。

ただし、このような能力は、ひとりでは磨けません。パートナーや家族、ママ友の助けを借りたり、産後サポートを利用するなど、たくさんの人のサポートを受ける必要があります。未来そのものである子どもを育むには、パパとママの合計4本の手では足りません。

でも、今の日本では、子育てに対して社会的価値が低く見られがちで、十分なサポートが行き渡っていません。その上、他人に助けてもらうことを苦手としている人が多いように思います。**遠慮せずに、たくさんの人の手を借りてください。**

胸をはって育児を楽しむことができるようになれたとき、子育てからたくさんのことを学んでいると、感じられるようになるでしょう。

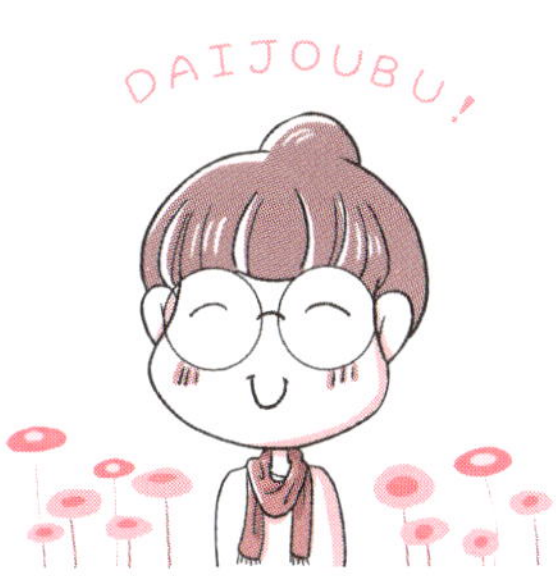

悩んでいます 6

子育てが向いていない私って、お母さん失格？

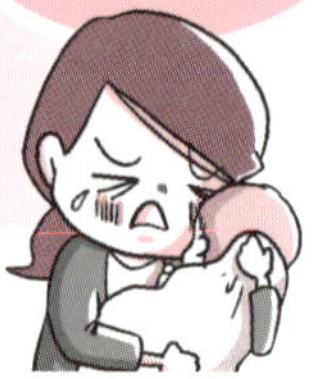

自分を許すことで心のブロックを外しましょう

あなたは、「ママが人見知りだから、公園で遊ばせられなくて、ごめんね、ごめんね」といつも子どもに謝っていたり、「私にはできない。私はダメだから」と自分にダメ出しをしたりしていませんか？

子育ては自己犠牲でも、苦行でもありません。笑顔を育み、心を浄化する、素敵な時間です。ほとんどの人が、幼少期にいろいろなトラウマやネガティブな思いを抱えています。自分で自分を認められないことも多いのですが、その部分に向き合い、心を癒すことができる機会が子育てなのです。

子育てをしていると、びっくりするくらい「大笑い」してしまう出来事が起こります。私も娘たちを育てるなかで、たくさんの笑いをもらってきました。

長女が2歳のころ、小さな体で私の服を着て「オシャレ～」をしてくれたり、「つまようじ」と言えず、なぜか「マヨネーズ」と言ってみたり（笑）。私が体調不良のときは、小さなお母さんになって、そばで絵本の読み聞かせを何度もしてくれたり……。話せばきりがありません。

柔らかく、温かい子どもの肌に触れるだけで、本当に癒されます。もし、あなたにその実感がないのなら、それをブロックしているのは、もしかしたら「自分自身」かもしれません。

心は複雑なようで、実はシンプルだと思います。素直に感情を表現して、思いを伝えていければ、複雑にならずにすみますし、自分を責めることもありません。

そのためには、**自分を許す心を持つことが大切。**「許す心」を持って生きるのか、「許さない心」を持って生きるのか、その選択は自分自身でできるのです。

自分を許すというのは、ありのままの自分を素直に認めるということです。欠点ばかりを見つけて責めたりするのではなく、いいことも悪いこともすべて体験できる自分って、スゴイな、ありがたいな、という命の原点に感謝する気持ちです。

子どもとのかかわりは、喜怒哀楽を感じさせてもらいながら、自分自身の感情のフタを開ける作業そのものです。そのなかでからまった人生の糸をほどいていく……子育てとは、複雑な人生をシンプルにするきっかけを与えてくれているものなのかもしれませんね。

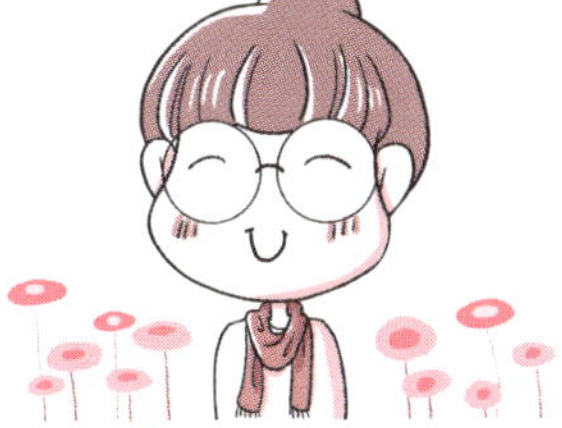

悩んでいます
7

もっと子どもを愛したいのに、そこまでの感情がわきません。

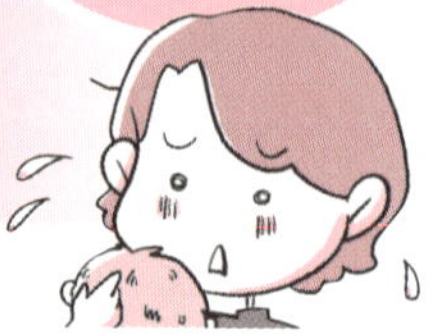

自分に「ありがとう」を言おう

あなたは自分自身のことが好きですか？　ぜひ、自分自身に感謝し、自分が生きていることに「ありがとう」と心を込めて伝えてみてください。照れくさいかもしれませんが、**あなたが自分自身を認めれば、心はとても喜びます。**

人には本来「愛されたい」「好かれたい」という生理的な欲求があります。しかし、社会で生きていくなかで、それらを封印してしまっている人が多いのです。

たとえば、「泣くんじゃない！」と泣くことを許されず、幼少期の甘えたいときに甘えられずに大人になると、「自分には厳しくしなきゃいけない」「愛されてはいけない」と潜在的に感じ、人生が苦しくつらく感じてしまうことがあります。

子どもはそんなあなたに「愛」を教えにきてくれたのかもしれません。そんな思いで子どもを見つめてみてください。胸が熱くなるほどの「愛おしい」という感覚が芽生えてきませんか？　それは、あなたが長らく忘れていた感覚です。そんな感覚で、自分自身を愛せたら、きっと「自分らしい人生」が送れるでしょう。

育児は、心の底から「自分を愛し、人を愛せる」ようになる大きなターニングポイントです。あなた自身が自分を心から愛して子どもと向き合うことができるとき、本当の幸せが待っています。

悩んでいます 8

子育てに幸せを感じるためには、どうしたらいい？

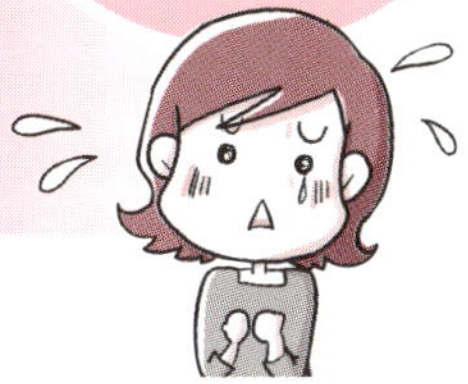

幸せになれるかなれないかは、自分次第

子育てを幸せと感じるか感じないかは、人それぞれですが、ひとつ確実に言えることは、「幸せは自分が決めている」ということ。

たとえば、両親がそろっていなくても笑顔の絶えない家がある一方、両親がそろっていてもケンカが絶えなかったり、ケンカさえしないまったく無関心な夫婦関係の家も存在します。つまり、すべてがそろっているから幸せとは言えないということ。裏を返せば、どんな状況でも**「自分の気持ち次第」で、幸せになれるということです。**

では、「幸せ」を感じるにはどうしたらいいのでしょうか?

まず、大前提として、子どもはママが大好きです。そして、ママを喜ばせるためにさまざまなことをします。なかには、「ママが困っているから、もっと笑わせなくっちゃ!」と問題行動（いたずら）を起こす子どももいるくらいです。

ママが少しでも笑顔になって、小さな幸せを感じることができたなら、子どももその幸せを感じとって、笑顔になれることでしょう。

人を変えることはできませんが、自分を変えることはいつだって出来ます。まずは素直に愛されたい、愛したい気持ちを感じて、自分自身を認めてあげてください。そうすれば、子どもから愛される幸せを感じられるようになるはずです。

悩んでいます
9

経腟分娩で産みたかったのに、帝王切開になってしまい、失敗した気持ちがぬぐえません。

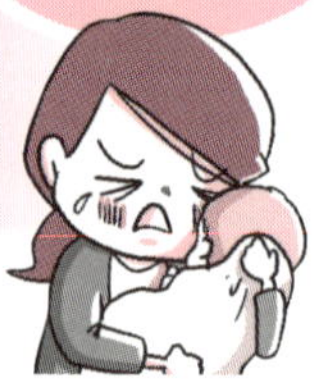

新しい命を生み出すお産に「失敗」はありません

帝王切開で出産する人は19％（2012年厚生労働省医療施設静態《せいたい》調べ）で、年々増えています。それとともに、「普通に産んであげられなかった」ことを引きずったまま子育てしている人も増えているのです。

私も長女を帝王切開で出産しました。帝王切開自体が悪いものではないと頭ではわかっていても、陣痛を感じていない、経腟分娩《けいちつぶんべん》でなかったなどの思いにかられ、出産後も「このお産は失敗だった」といった喪失感でいっぱいでした。助産師の私は、「よいお産ができるのが当たり前」「経腟分娩は絶対条件」と思っていたのです。

産後、子どもに対してかわいいという思いはあっても、「心配」「不安」が次々にわいてきて、かわいいと感じられないほど感覚が麻痺していました。

子育てがうまくいかないと思い込んでいた原点は、ここにあると思っています。

しかし、帝王切開になったのは、それが最善の形だったからなのです。母子の安全を優先している帝王切開を選ぶことで、救われている命がたくさんあります。

生み方がどうであっても、「失敗だったお産」はありません。新しい命を産み出した自分自身を、褒めてあげてください。ときに、赤ちゃんがママを守るために帝王切開を選択させたとしか思えない話も山ほどあります。

あるお母さんは、陣痛がついて順調にお産が進んでいましたが、突然微弱陣痛になってお産がすすまなくなりました。赤ちゃんの心音も不安定になって、まもなく帝王切開になりおなかをあけたら、お母さんに大きな卵巣嚢腫《らんそうのうしゅ》が見つかったそうです。また、大きな子宮筋腫《しきゅうきんしゅ》が産道をおりてこようとする赤ちゃんを邪魔をしていて、無理に経膣分娩をしていたら、母体も危ない状態だった話などなど。奇跡のような話ですが、赤ちゃんにしてみれば、お母さんを守るための選択だったのかもしれません。


帝王切開のほうが、産後の体の回復が遅い分、心もかたくなってしまうことがあるかもしれません。また、産後の不安解消につながるオキシトシンというホルモンの分泌も少なくなるため、「ママになった」という気持ちの変化が、ホルモンレベルでも起きづらいかもしれません。

しかし、どんな産み方でも、それがあなたにとっては最善の形だったのです。だから、**「私、がんばった！」と自分自身を認めてあげましょう。**スッと気持ちが楽になると思います。ガチガチと自分の思い込みで自分自身をしばらないようにしてくださいね。そして、まわりの方も「帝王切開」でのお産の大変さを理解し、無事にお産ができたことをどうか一緒に感謝してください。

悩んでいます 10

不安の多い社会の中で、子どもがちゃんと育ってくれるか心配です。

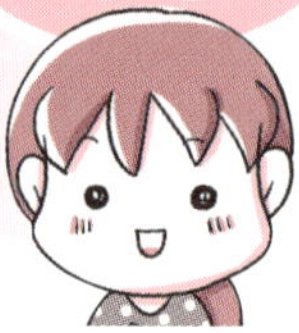

ママの不安を子どもには手渡さないと決める

事件や事故が絶えない社会で、わが子が将来悪いことに巻き込まれないか、母親なら誰でも心配になりますよね。

でも、逆も言えます。あなたの産んだ命が、日本を引っ張っていくリーダーになるかもしれませんし、世界中の人を笑顔にする豊かな心を持った大人になるかもしれません。

悪いほうに考えると暗い気持ちになりますが、いいほうに考えれば、新しい命を育み、育てるということは、未来を育てることなのです！

子育ては「未来育て」そして、「最高の社会育て」と考えましょう。一人ひとりの子どもたちが大人になり、社会をつくるのです。一人ひとりが輝き、未来に夢と希望を持って生きたとしたら、未来は明るいものになるでしょう。

そのためには、まず、ママが社会への不安をなくすことが大切です。

なぜなら、ママは小さな社会の映し鏡そのものだからです。目の前の大人がいろいろなことを「不安だ」「心配だ」と恐れていては、子どもは不安が前提で、社会とかかわるようになってしまいます。

ですから、「あなたがいることで、私も希望を持って生きる」と考え、子どもに寄り添うと決めてください。ときに感情的になり、涙することがあっても、必ず笑顔に戻れば大丈夫です。

子どもという心強いパートナーをもっていることは人生最大の強みです。どうぞ子ども自身の命の輝きを信じて、ママも笑顔を輝かせてください。

ママが笑顔になれば、子どもはママの笑顔に応えるように、輝いた笑顔で、どんな社会でも自分の力で歩める大人にきっと成長していくでしょう。

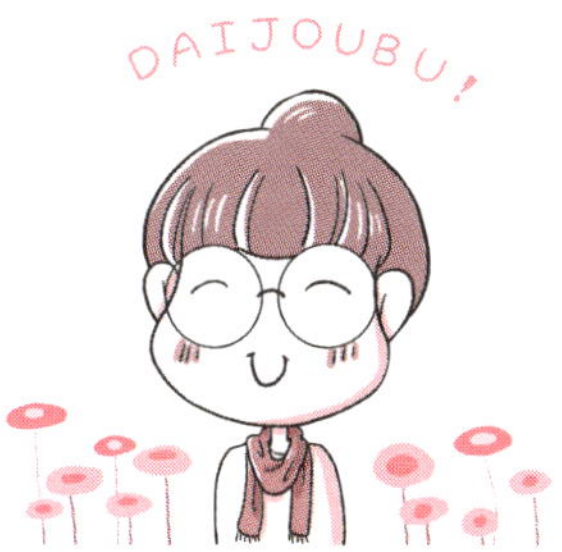

この本を手にとってくださったあなたへ

子育ては、「いのち」を育てていることです。

そして、そのいのちである子どもは、どんなママでも全身全霊で愛してくれています。「ママが、だ〜い好き！」という思いで生まれてきたのです。たとえ、どんなにママが赤ちゃんを否定したとしても、赤ちゃんは「愛」そのものなので、まっすぐにママを愛してきます。

その大きな愛を素直に受け止めてあげてください。

はじめての育児は、人生はじめての「母親業」です。どんな人も緊張したり、構えたりしてしまうものです。でも、「大変」と思うだけでなく、「この子はどんな素敵な人生を送るのだろう」と想像してみてください。

そんなワクワクする思いは、きっと今まで感じたことがないと思います。子育ては未来を育てているのです。子どもが家庭で育ち、学校や社会に出て、世界を創る。その原点が母であり、家庭なのです。

そのあなたが「この子なんて……」「私なんて……」と重たい思いの鎖でしばられ、本当の自分を出せないままに生きていくと、生きるパワーの10％も使わずに人生の終わりを迎えることになってしまうかもしれません。

子育てははじまったばかりです。ワクワクの「未来育て」をするのか、たくさんの思い込みや、レッテルを貼った「大変な孤育て」をするのか、その選択権は自分自身にあることを忘れないでください。

2011年3月11日に起きた東日本大震災以降、日本は生き方を改めなければならない国になったと思います。明日は本当にくるのか？　あの日を境に私たちは、そんな思いをより強く持つようになったのではないでしょうか。だからこそ、今の瞬間、子育ての瞬間を心の底から感じて味わってください。

そして、深呼吸をして、おおいに自分を愛し、許してみてください。子育てを通して人生を見直す、そんな気持ちで産後のからまった心をほどいてみましょう。どうぞ笑って、泣いて、感情を出しながら、子どもたちと向き合っていきましょうね。

あなたの未来育てが心豊かなものになりますように――。

やまがた　てるえ

産後うつ病（産褥うつ病）について

産後の母親なら誰にでもなる可能性がある病気で、10人に1人が経験するというデータもあります（2005年厚生労働省調査）。産後うつ病にかかる原因として、妊娠前からの精神疾患、周りからのサポート不足、経済的な問題のほか、妊娠出産によるホルモンバランスの変化、心理的な変化、体の変化などもあげられます。

産後うつ病にかかると、周囲のちょっとした言葉にひどく傷ついたり、不安感やイライラが増大、理由もなく泣けてきたり、不眠、頭痛、疲労感、集中力低下などの症状が現れます。さらに、「赤ちゃんの具合が悪い」「母乳の飲みが悪い」のように子どもへの心配がつきず、「赤ちゃんへの愛情がわかない」「自分は母親としての資格がない」といった母親としての自責感や自己評価の低下などにつながってしまいます。重症になると「自分は消えてしまいたい」という思いを抱くこともあるので、悪化させないことが大事です。

一方、産後2～3日目から産後うつ病と似た症状があらわれ、1週間ほどで治ってしまうものを「マタニティーブルーズ（または、マタニティーブルー）」と言います。これは出産直後の急速なホルモン分泌の変化によるもので、治療の必要はありません。

しかし、2週間以上たっても症状が軽くならず改善が見られない場合や、どんどん落ち込み気分がひどく不安定になったりする場合は、産後うつ病に移行した可能性があります。周囲とも話しあって、ご出産した病院の先生や専門家に直接相談してください。

産後のブルーな気持ちがなかなか改善しない場合の相談先

とくに、日常生活に支障がでてしまうくらい、つらい、苦しい、どうしていいかわからない……。そんなときは、ぜひ、直接対話のできる専門家に相談をしてみましょう。

●出産をした産院　助産院

産後の体調不良なども含め、無理せずに相談に行ってみましょう。体調を整えることも大切な心の元気につながります。

●お住まいの地域の保健センター(市区町村)や保健所(都道府県)

母子手帳の巻末に連絡先が載っています。市区町村では生後4カ月まで「こんにちは赤ちゃん事業」という家庭訪問がおこなわれています。まだ訪問を受けたことがないという方は、お住まいの地域の保健センターに連絡をしてみてください。(電話相談をしてくれる地域もあります)

●地域の子育て支援センター

各地域の保育園や支援センターに、それぞれ相談員がいる場合もあります。お住まい地域の広報紙などに、情報が掲載されているので、ぜひご覧になってください。

●日本助産師会

子育て・女性健康支援センター窓口

http://www.midwife.or.jp/general/supportcenter.html

日本助産師会では、各都道府県に「子育て・女性健康支援センター」を設け、助産師による電話相談をおこなっています（センターによって、曜日、時間帯が異なるので、サイトでご確認ください)。相談内容は、妊娠・出産・子育てをはじめ、思春期・更年期・不妊の悩みなど、幅広く対応しているのでご活用ください。

●助産師マタニティサポート

携帯電話から助産師さんにメール相談が可能です。

http://josanshi.net/

●参考文献

『「頭がよくて思いやりのある子」に育てる91の金言』（七田眞／PHP研究所）
『子育てを応援したい人のための育児相談練習帳』（永瀬春美／創元社）
『卵子老化の真実』（河合蘭／文春新書）
『EnRich』（金城幸政／円隣株式会社）
『親子を癒す子育てのヒント』（越智啓子／主婦の友社）
『オキシトシン』（シャスティン・ウヴネース・モベリ／訳　瀬尾智子・谷垣暁美／晶文社）
『心を抱きしめると子育てが変わる』（萩原光／主婦の友社）
『心を整えるともっと楽に生きられる』（相川圭子／中経出版）
『子供の「脳」は肌にある』（山口創／光文社新書）
『子どもへのまなざし』（佐々木正美／福音館書店）
『産後ママの体と心　トラブル解消ＢＯＯＫ』（監修　対馬ルリ子／ＮＨＫ出版）
『自分を愛して』（リズ・ブルボー／訳　浅岡夢二／ハート出版）
『自分を愛する力』（乙武洋匡／講談社現代新書）
『整体的子育て』（山上亮／クレヨンハウス）
『魂の処方箋』（越智啓子・池川明／オープン・エンド、牧野出版）
『ゆるむ育児のススメ』（大葉ナナコ／実業之日本社）
『育母書』（浜文子／立風書房）
『がんばりすぎないあなたになろう　産後うつ病の予防』（野間和子／新企画出版）

■著者紹介

やまがた　てるえ

バースセラピスト、助産師、看護師。NPO 法人 JASH 日本性の健康協会理事。2 人の子どもの子育て中に自分自身が産後ブルーを体験し、いろいろなセラピーや自然療法を学ぶ。助産師経験を生かし、地域の子育て相談に参加、1000 名以上のお母さんとの対話から自ら「バースセラピスト」（産前産後の心を癒すメッセンジャー）として、活動を始める。BLOG をきっかけに『13 歳までに伝えたい女の子の心と体のこと』『15 歳までの女の子に伝えたい自分の体と心の守り方』（いずれも、かんき出版）を出版。お話会、講演会活動をおこなう。月の満ち欠けと月経、女性性のつながりを感じ、語る場所作りもおこなっている。JAA アロマコーディネーター、JCCRA ベビージュニアセラピスト、JCCRA ベビーセラピスト養成インストラクター TC マスターカラーセラピスト。

・BLOG 「生まれてきてくれて　ありがとう」 http://ameblo.jp/birth-therapist/
・HP　母の樹　http://www.hahanoki.com/
・HP　NPO 法人 JASH 日本性の健康協会　http://www.npojash.org/

マンガ：ほり　みき

イラストレーター、漫画家、現役歯科衛生士。名古屋造形芸術大学（現・名古屋造形大学）卒。現在、歯科医院で勤めながら、制作を続ける。2005 年に発症したパニック障害をもとに自著『もう大丈夫 パニック障害でもがんばれる！』（講談社）を発表。その後、病気の周知活動として講演もおこなっている。寄稿した作品には『Farmer's KEIKO 農家の食卓〜パッと作れる野菜ごはん〜』（講談社）や『Dr. 明橋の生きるのが楽になる たったひとつの言葉』（主婦と生活社）などがある。

編集協力：梅木里佳（株式会社チア・アップ）
組　　版：酒井広美（合同出版デザイン室）

産後、つらくなったら読む本

ママの心と体が楽になる安心産後ケア

2014 年 7 月 15 日　第 1 刷発行

著　者　　やまがた　てるえ
発行者　　上野　良治
発行所　　合同出版株式会社
東京都千代田区神田神保町 1-44
郵便番号　101-0051
電　　話　03（3294）3506
ＦＡＸ　03（3294）3509
振　　替　00180-9-65422
ホームページ　http://www.godo-shuppan.co.jp/
印刷・製本　株式会社シナノ

■刊行図書リストを無料送呈いたします。
■落丁乱丁の際はお取り換えいたします。

ISBN978-4-7726-1196-1　NDC599　210 × 148

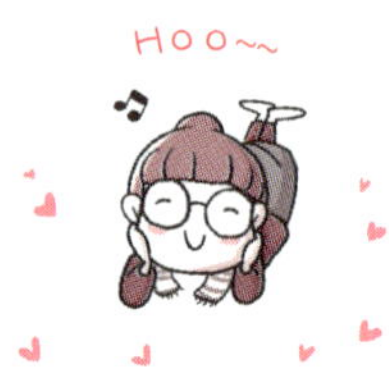
Hoo~~